MW01365362

Advertencia al lector de la edición española

En la frase que sirve de introducción a cada sección de su libro, la autora incluye una palabra clave que empieza con la misma letra del alfabeto que ilustra la sección. En la edición española, no se ha podido mantener esa correspondencia porque no siempre coincide la palabra clave traducida con el vocablo inglés. En esos casos, se ha dejado entre comillas la palabra inglesa utilizada para que no se pierda el sentido de la ilustración.

El ABC para aprender a quererte teniendo diabetes

Una estimulante vida con diabetes

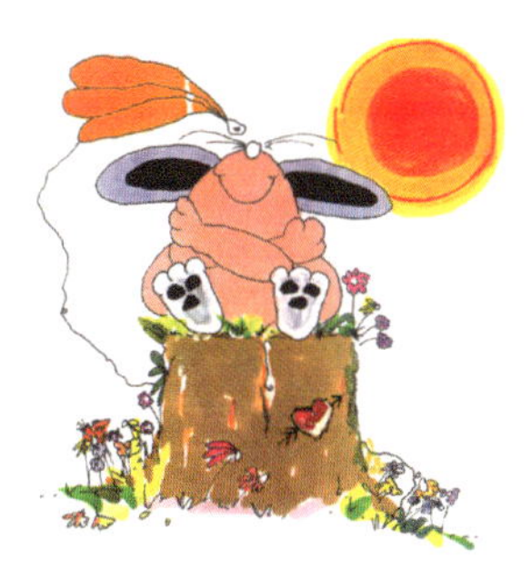

Autoría e ilustraciones
de Riva Greenberg

SPI Management LLC
Brooklyn, Nueva York

SPI Management, L.L.C.
Brooklyn, Nueva York 11215

ISBN 13: 978-0-9822906-0-6

Primera edición en español: 2009

Se donará una parte de las ganancias de este libro para mejorar la vida de aquellos que padecen de diabetes.

Texto e ilustraciones de Riva Greenberg
Edición de Claire Gerus
Diseño de Bill Greaves
Traducción del inglés de Georgina Báez-Sommer y Amparo Fernández.

Impreso en los Estados Unidos de América

Este libro puede adquirirse con descuentos especiales por mayoreo, si se va a entregar como obsequio y en promociones de venta. Se puede obtener más información en la siguiente dirección: www.diabetesstories.com/abcbook.html.

A mi padre

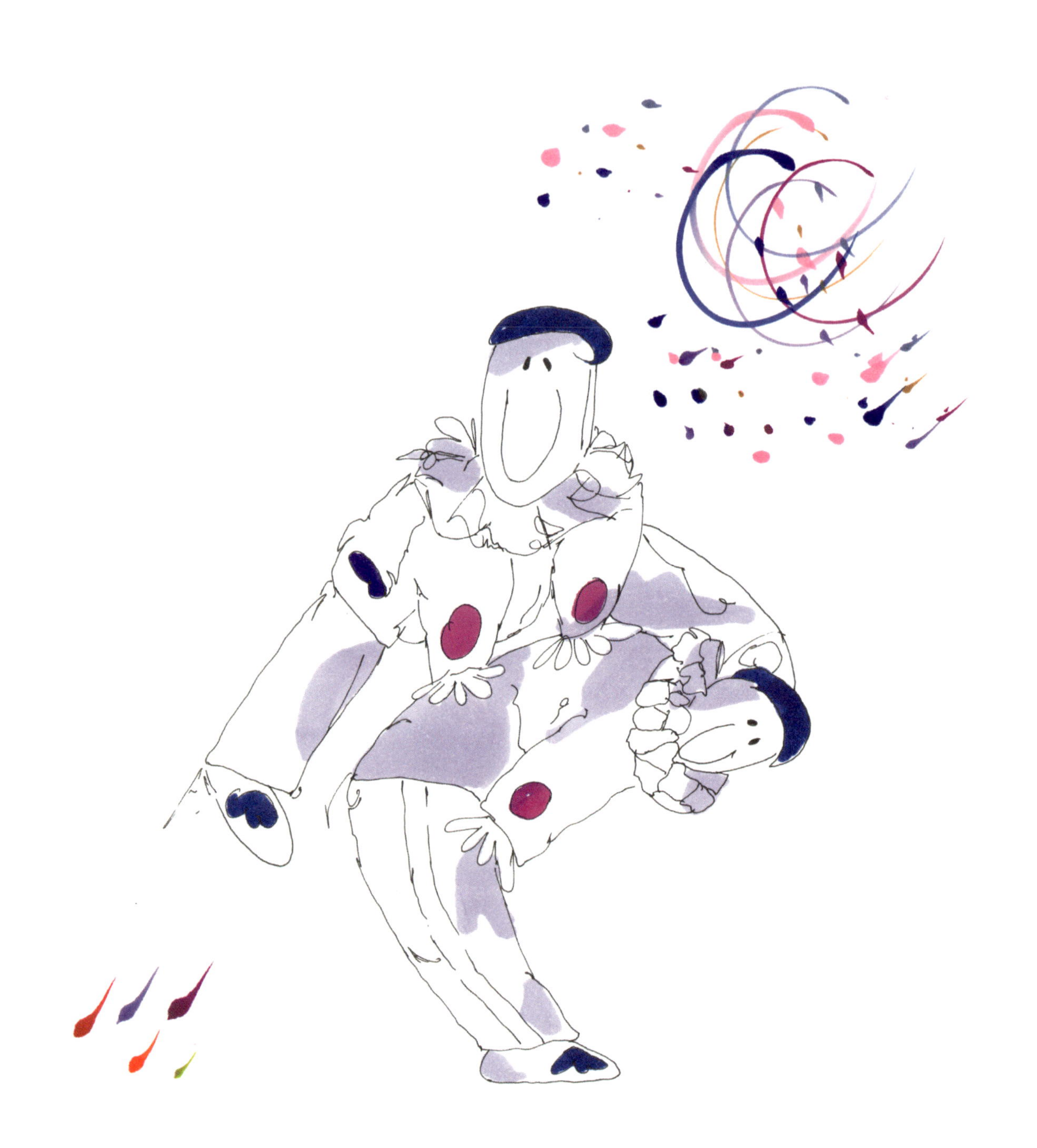

Índice

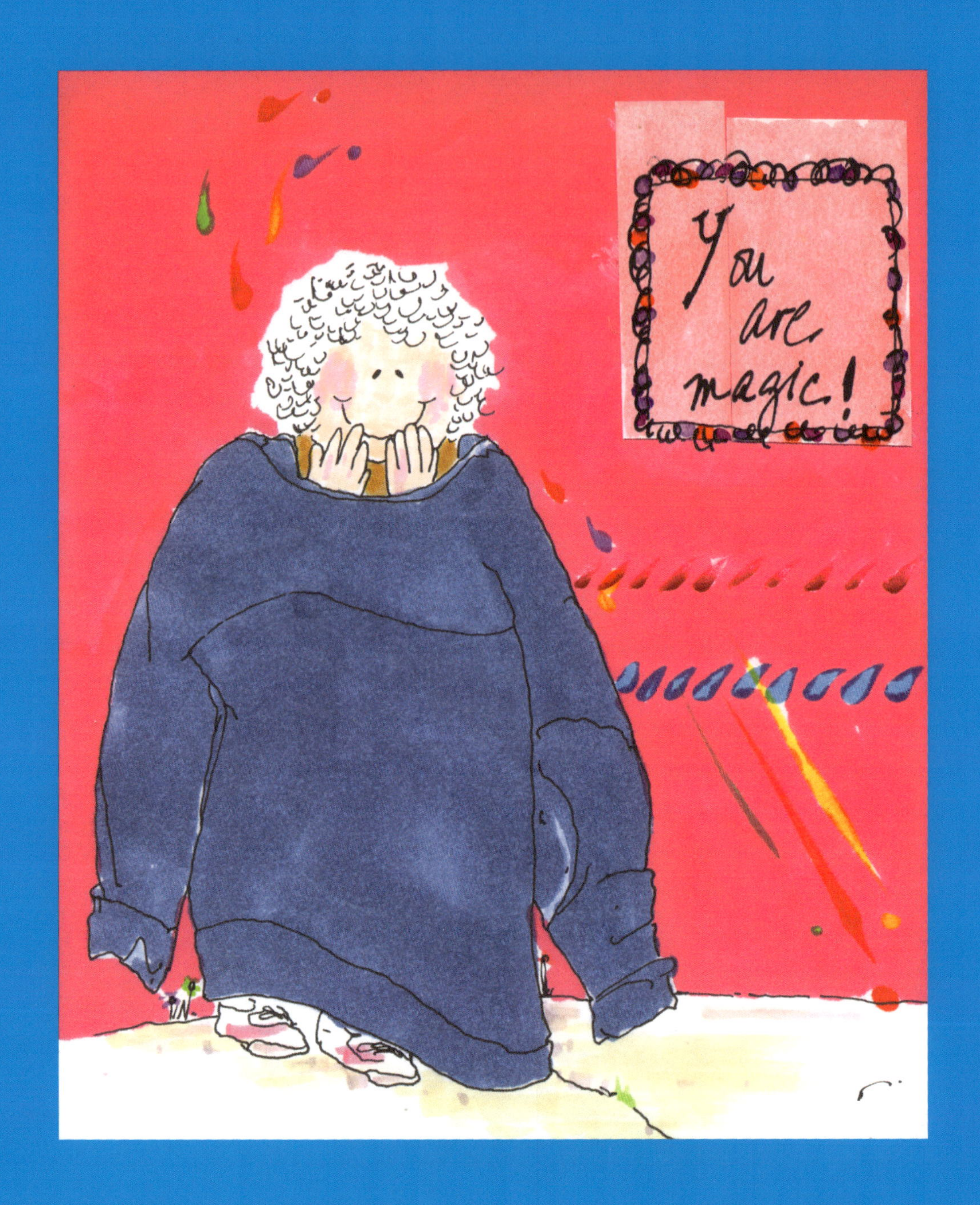
You are magic!

Prefacio

Con frecuencia ignoramos o descuidamos el lado emocional de la diabetes que es, sin embargo, una parte crítica de vivir con la enfermedad día tras día. Es fácil sentirse abrumado, cansado, derrotado, frustrado y desanimado a causa de la diabetes.

En mi práctica como psicóloga clínica en el "Behavioral Diabetes Institute" (BDI) (Instituto del Comportamiento resultante de la Diabetes) abordamos el lado emocional y de comportamiento de la diabetes. Ofrecemos a los afectados un foro que incluye talleres, clases y grupos de discusión donde pueden compartir sus luchas y triunfos y discutir y enfrentar cuestiones emocionales difíciles. La relación con otras personas que en verdad entienden lo que significa encarar esos pensamientos y sentimientos puede ocasionar cambios sorprendentes. El simple hecho de saber que no estás solo y que tu lucha no es desesperada puede generar nuevas ideas, posibilidades y motivación.

En ocasiones hay que cambiar de punto de vista para sanar. Así, por ejemplo, la próxima vez que obtengas valores altos en la medición de azúcar considéralos como simple información a fin de dar el siguiente paso y no como una crítica personal. O bien, recuerda que no es posible "tener diabetes" de manera perfecta; procura hacer lo mejor que puedas.

En el Instituto hemos aprendido que, para muchas personas, cambiar de manera de pensar y de comportamiento con respecto a la diabetes es un camino largo pero, como dice Riva, te da la oportunidad de apreciar los pasos que das. A fin de cuentas, vivir con diabetes significa responsabilizarse y hacerse cargo. He visto a personas que lo consiguen, en especial en lo que se refiere a la parte emocional de vivir con diabetes. Su forma de manejarla mejora, como también su día, y por lo tanto, su vida.

Riva Greenberg, autora e ilustradora de este libro, inspira a otras personas no sólo a vivir con diabetes, sino a vivir con ésta cada día mejor. Con delicadeza e ingenio, lanza un reto a sus lectores para que reconozcan y aborden emociones complejas en un esfuerzo por percatarse de que vale la pena la ardua labor de querernos a nosotros mismos.

—Dra. Susan Guzman, Psicóloga principal
Behavioral Diabetes Institute
www.behavioraldiabetes.org

En ocasiones, las cuestiones más complicadas de la vida se convierten en bendiciones disfrazadas.

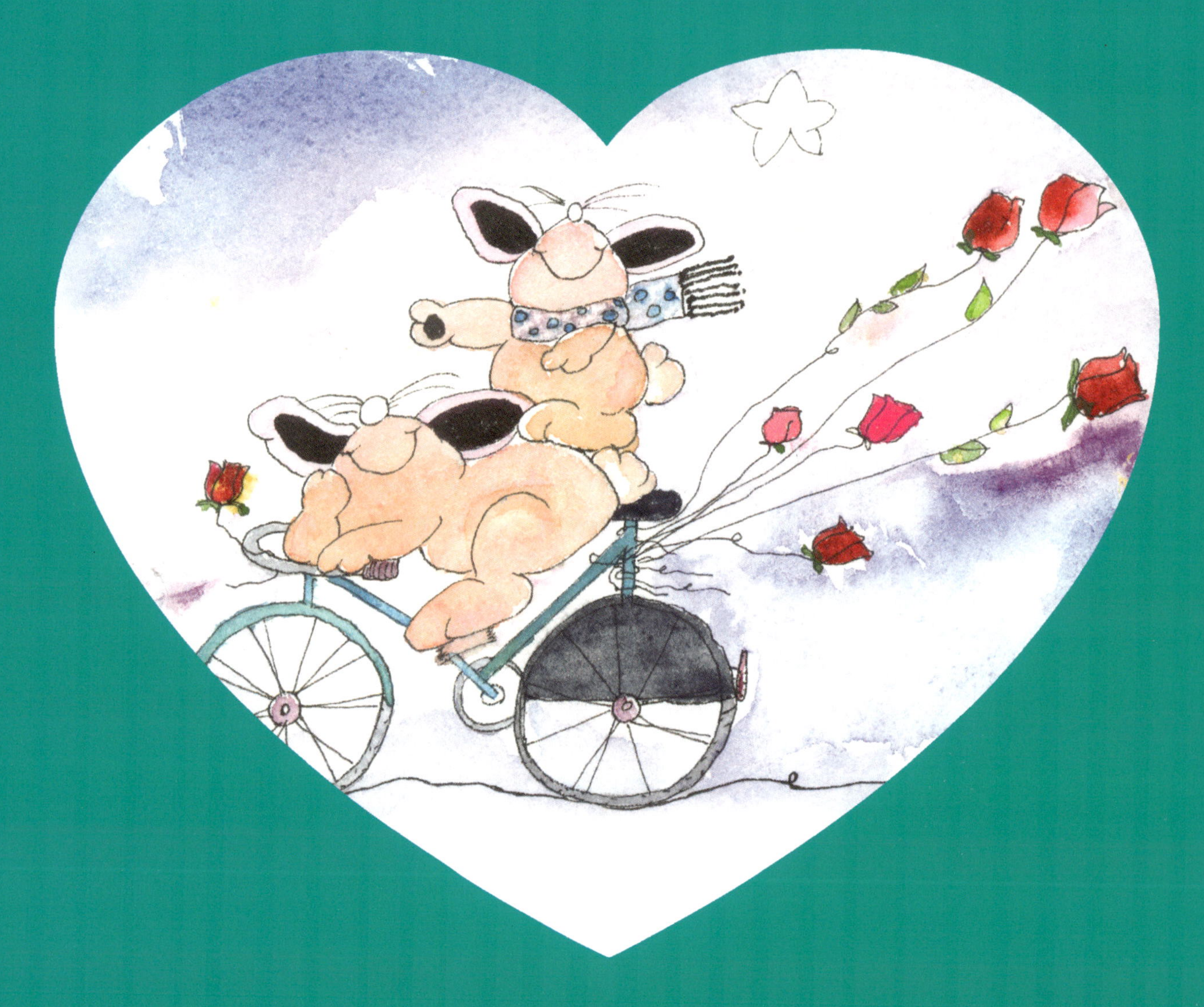

La diabetes puede ser una de ellas.

Para mis compañeros de viaje

A los 18 años de edad descubrí que tenía diabetes tipo 1. Viéndola en retrospectiva, fue una época difícil. Yo todavía no era una persona adulta, pero ya había dejado atrás la niñez. He vivido con diabetes por más de 37 años; no muy bien al principio y cada vez mejor a través de los años, consciente de que este padecimiento crónico requiere mi atención tanto médica como emocional.

He pasado por las etapas típicas: negación, enojo, negociación, depresión y aceptación. En ocasiones, vuelvo a recorrerlas. He transcurrido por otras etapas, desde el disgusto total, ¡"No entiendes"! hasta la frustración de una perfeccionista. Sin embargo, conforme fui aprendiendo más, cambié mi enfoque de soportar la carga de la diabetes por el de la búsqueda de medios para asegurar mi salud óptima. Mejoré, por consiguiente, como campeona A1c[1], y del mismo modo mejoraron mi actitud y mi responsabilidad.

El hecho de casarme por primera vez a los 48 años de edad me proporcionó la fuerza para realizar mi mejor esfuerzo. Con esa motivación y apoyo adicionales me puse frente al timón de mi salud y no he mirado atrás, excepto para asegurarme de que mi esposo no quede opacado.

Creo que todos nosotros, tanto las personas con diabetes, como nuestros seres queridos, nos podemos beneficiar del alimento emocional, los principios espirituales, la comprensión y el apoyo que se describen en este libro. Tengo la esperanza de que este pequeño libro adhiera un pequeño parche en los corazones de todos aquellos que lo lean, que diga: "Me quiero".

Veo la diabetes como una bendición; sin ella no hubiera podido apegarme a mi rutina diaria de caminata. Tampoco hubiera aprendido a degustar tanto las verduras ni me hubiera especializado en decirles adiós a mis amados *muffins* y *scones* (dos clases de panes dulces). La diabetes también me ha proporcionado mi trabajo, amigos maravillosos que también son miembros de este club y la oportunidad de hacer una contribución a todos aquellos que viven con esta enfermedad.

Confío en que tu camino por una vida con diabetes te conduzca también a ese puerto, si es que no has llegado aún, en donde la diabetes sea una "coma" en tu vida, como en la frase que dice: ... "Me gusta mi vida, y tengo diabetes". Alguien me la dijo alguna vez y no la olvidaré.

Aprende todo lo que puedas, pisa el acelerador siempre dispuesto a dar lo mejor de ti y has que tu vida sea la más plena, rica y exuberante que te merezcas. Si aparecen algunos nubarrones por el horizonte, grita o llora, relee algunas de estas páginas y sigue adelante.

—Riva Greenberg

[1]Campeón A1c: Persona debidamente entrenada para realizar presentaciones educativas y motivadoras a pacientes con diabetes.

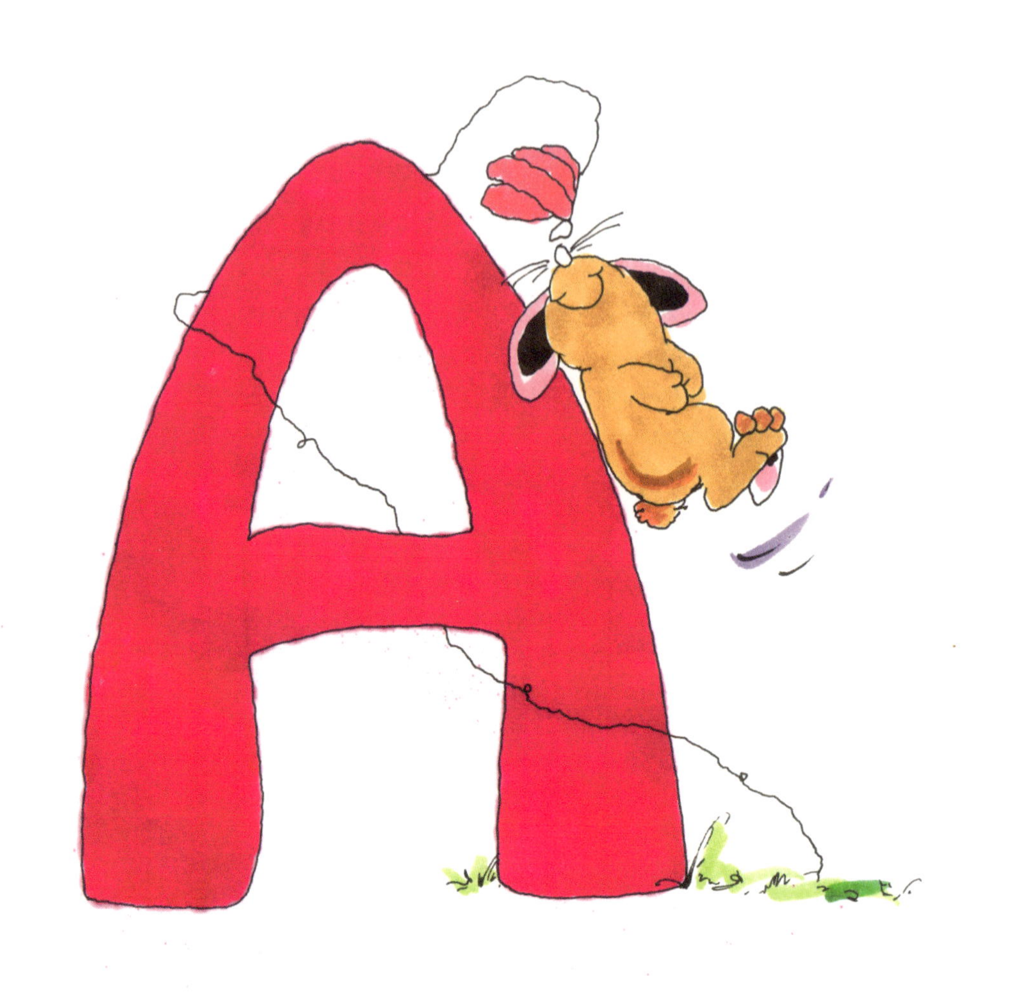

A de Apreciar
Qué tan especial eres y las
cosas especiales que posees

La vida, una jubilosa bendición

Vivir con diabetes te supone un aprendizaje cotidiano. Algunos días apenas te enteras de que está allí. Otros, a duras penas la puedes olvidar. Apreciar lo que eres y posees es lo que llena tu vida de amor, alegría y profunda satisfacción, aunque tengas diabetes. Te abre el corazón para percibir y experimentar lo bueno de la vida, colmándote de gratitud por lo que tienes. Imagínate, ¡la diabetes puede realmente abrir tu "manantial de aprecio"!

¿Cómo? Primero, la diabetes puede motivarte para elegir alimentos más sanos y mejorar tu condición física. Segundo, puedes enorgullecerte de qué tan valeroso y poderoso es tu manejo de la diabetes. Y tercero, cuando sufres una pérdida, tienes la oportunidad para apreciar más eso que *sí tienes*.

En ocasiones, tener diabetes te puede hacer sentir que has perdido espontaneidad, libertad o naturalidad en la vida. Tal vez te preocupa el futuro o sientes que existen "reglas" con las que tienes que vivir o cosas que no puedes hacer.

No es verdad. Puedes hacer o tener cualquier cosa, siempre que escojas lo que es más sano. De hecho, no te haces ningún favor cuando escoges algo menos sano.

Si sientes que efectivamente has perdido algo con la diabetes, pregúntate si no has ganado algo también. Siempre ganas algo cuando ves la vida con ojos de aprecio.

En este momento puedes poner en práctica ese sentimiento. Piensa en las personas que se encuentran más cercanas a ti. ¿Por qué no les escribes una nota comunicándoles cuánto significan para ti? Si envías amor a los demás, te regresará multiplicado.

La diabetes puede ser un don en tus manos si lo utilizas para darte cuenta de cuántas bendiciones realmente tienes: familiares y amigos afectuosos, una mascota querida, una casa confortable, el uso de tu mente y tu cuerpo, un trabajo importante, un pasatiempo favorito, todos tus placeres simples y tus entusiasmos exuberantes y simplemente la maravilla de ser tú.

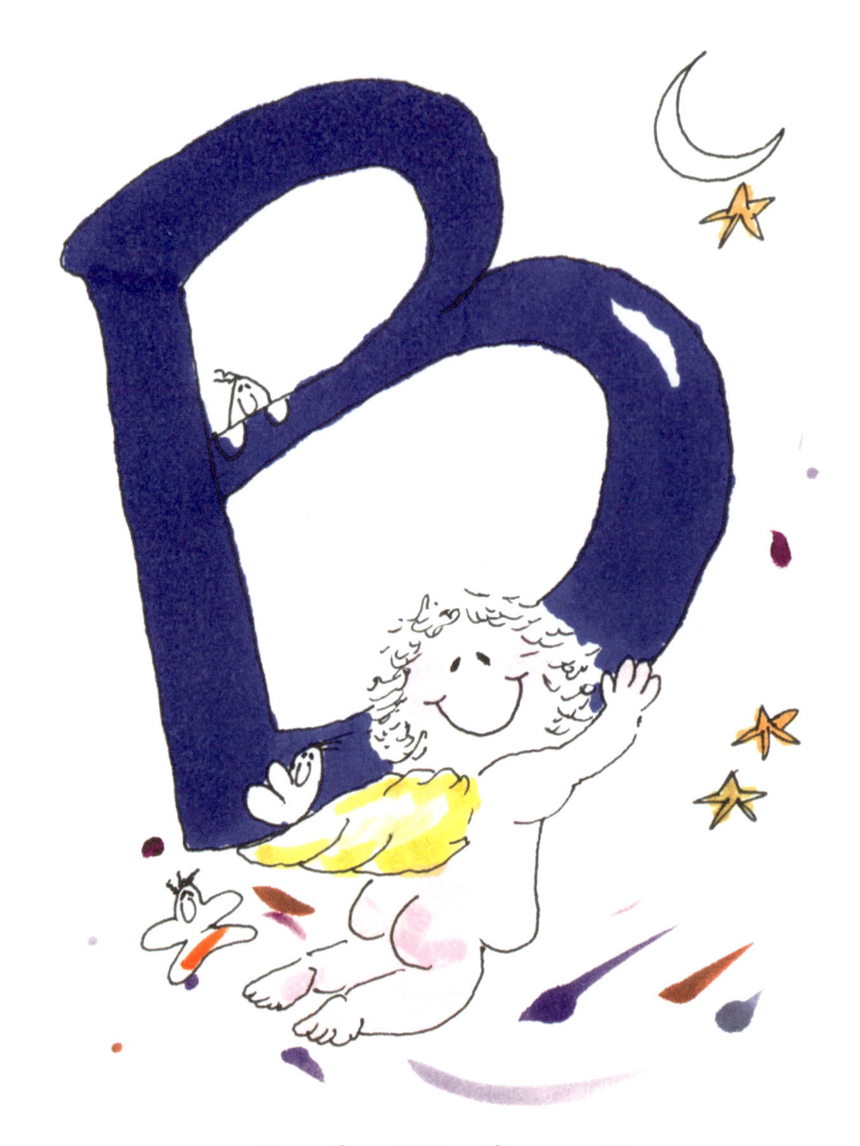

B de "Believe"

Creer que eres más fuerte que la diabetes

Cree en tu poder

La vida te pondrá a prueba, cosa que a lo mejor ya ha sucedido. Cuando la vida te pone a prueba, se te ofrece la oportunidad de encontrar tu fuerza interior, renovar tu determinación, reafirmar tu compromiso, aclarar lo realmente importante para ti y crear nuevos medios para alcanzar tus objetivos.

El desafío se presenta no para detenerte, sino para ayudarte a dedicar todo tu fervor, creatividad y temple a llegar hasta donde tú quieras. Debes creer que eres más fuerte que la diabetes, y lo serás.

¿Por qué? Porque creer te inspirará a tomar medidas en apoyo de esa creencia que te ayudarán a manejar tu diabetes de la mejor manera posible. Cree en cualquier cosa y empezarás a hacerla realidad. Cree en ti mismo y te forjarás tu propia "suerte". Puedes tener una vida plena, gratificante, saludable y feliz a pesar de la diabetes.

La diabetes te pondrá a prueba, pero también sacará a flote tu verdadero poder. Tu fortaleza surgirá cuando decidas hacerte cargo de tu propia vida.

Muchas personas han superado grandes obstáculos. Miles de personas han realizado grandes proezas atléticas teniendo impedimentos físicos. Los inventores han desafiado a los escépticos y han transformado y enriquecido nuestra manera de vivir. Los ciudadanos comunes se han levantado contra la opresión y han encendido una luz en donde prevalecía la oscuridad. Millones de personas han salido del infortunio para convertirse en fuerzas de cambio positivas en sus comunidades.

Los héroes no nacen, son personas comunes con la motivación para lograr algo más grande y mejor de lo que ya existía antes.

Tener diabetes puede ser tu oportunidad; te puede descubrir qué tan fuerte y capaz eres de alcanzar un objetivo más grande. Abre el corazón a tus propias posibilidades. Centra la atención en tu interior y escucha a tu propia sabiduría decir: "tengo poder, soy capaz, y controlo mi diabetes".

El poder que te permite ser más fuerte que la diabetes se encuentra dentro de ti.

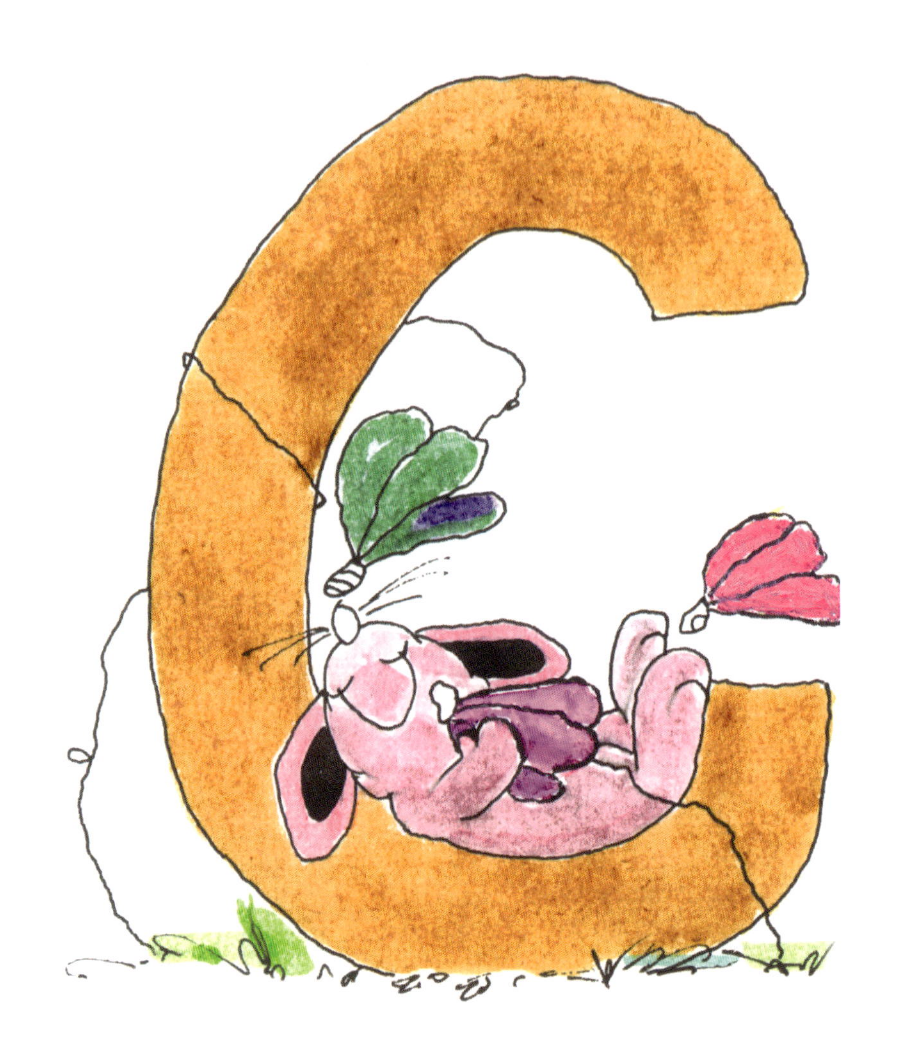

C de “Choosing”
Elegir una actitud de "poder hacer"

¿Quién "lo puede hacer"? Tú puedes

Una actitud de "poder hacer" es una de las mejores maneras de asegurar un estado óptimo de salud. Una actitud de "poder hacer" te suministra energía e inspiración y te ayuda a hacerte cargo de tu diabetes. Estarás en mejor posición para sobreponerte a frustraciones y tomar decisiones difíciles cuando te enfrentas a un pastelillo "brownie à la mode" o a fresas con crema batida dietética. Una actitud de "poder hacer" *lo logra*. ¡En verdad!

Una actitud de "poder hacer" es una elección. A veces, sin darnos cuenta, elegimos una actitud de "víctima" con respecto a nuestra diabetes, y ésta no nos permite cuidarnos adecuadamente. Es natural frustrarse o sentirse desanimado; cuando eso te ocurra, acepta tus sentimientos, son propios del ser humano. Posteriormente, reanímate, y regresa a la actitud de "poder hacer".

Toma la decisión de hacer lo necesario para que estés tan saludable como te sea posible. Si sufres de diabetes tipo 2, puedes, con un poco de esfuerzo, controlarla tan bien que difícilmente te darás cuenta de que existe. Si tienes el tipo 1 y te practicas pruebas más a menudo, te expondrás menos a bruscas subidas y bajadas de azúcar en la sangre. ¿Verdad que vale la pena la actitud de "poder hacer"?

Para mantenerte saludable es posible que necesites cambiar algunos de tus hábitos arraigados. Recuerda, los malos hábitos, las ideas caducas, y sentir lástima de ti mismo te han llevado a donde has llegado; nada de eso necesitas para ir hacia donde ahora te diriges. El ayer ya pasó. El mañana, por otro lado, se construye con cada medida que tomes hoy.

Practicar la actitud de "poder hacer" es elegir con seguridad las acciones que van a apoyar tu salud inmejorable. Consume más alimentos saludables para reducir el riesgo de enfermedades cardíacas. Inicia un programa de caminata para disminuir el riesgo de problemas en los pies.

Por último, recuerda que detenerse a mitad del camino para oler las flores y apreciar los placeres simples de la vida es lo que te permite mantener tu actitud de "poder hacer" para que "continúes haciendo" lo más conveniente para ti.

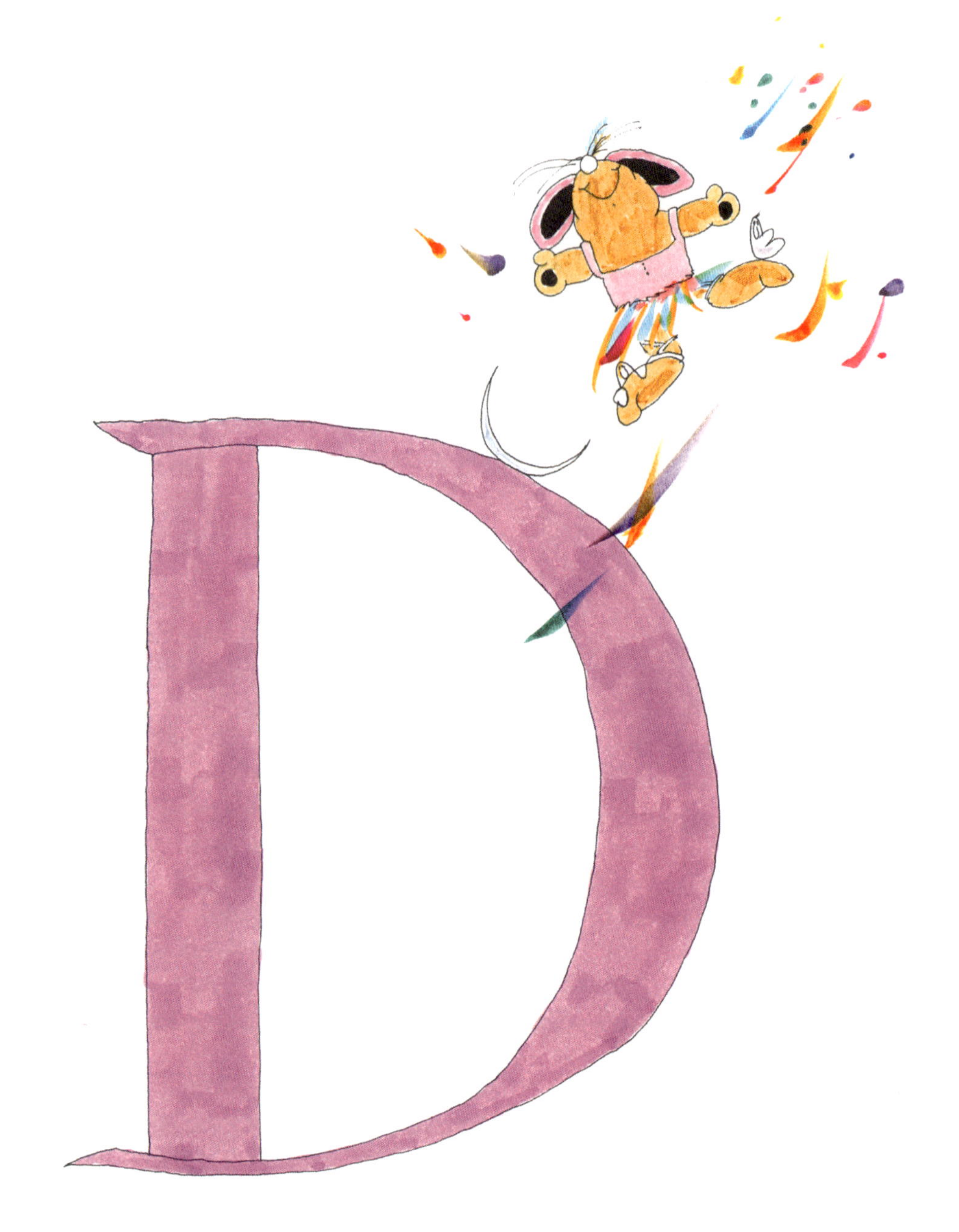

D de “Dancing”
Tu danza singular por la vida

Estás destinado a cumplir algo aquí

No estás aquí por accidente. Se te han otorgado talentos y dotes únicos con los que puedes hacer una contribución especial al mundo. Quizá estés destinado a realizar alguna cosa en el escenario del mundo, algo que cambie la vida de las personas en gran escala. Acaso estés destinado a cambiar el mundo a un nivel personal, ocupándote más y dedicando más tiempo a los que te rodean.

Muchos utilizan su diabetes como estímulo para llevar una vida más entregada, entendiendo mejor que otros que la vida es valiosa.

Con frecuencia nos vemos atrapados en la frenética prisa diaria, con la lista repleta de pendientes. Dale vuelta a la lista. Aparece en blanco, ¿no? Mientras miras la hoja vacía, pregúntate: ¿Qué contribución puedo hacer al mundo? ¿Para qué soy bueno? ¿Qué me gusta hacer? ¿Cómo puedo mejorar la vida de mis familiares y amigos? ¿Cómo puedo modificar de manera positiva mi comunidad?

Atletas, artistas, inventores, filántropos y otras personas en todos los ámbitos de la vida se han convertido en modelos a seguir por la vida que llevan como personas con diabetes. Muchos de ellos utilizan su diabetes como plataforma para enseñar a otras personas y mostrarle al mundo que si bien este padecimiento nos desafía, no nos detiene, ni nos convierte en seres inferiores.

Puede servir de ejemplo a los demás la manera como llevas tu vida diaria. Quizá lo que estás destinado a hacer es simple: ser lo mejor posible. Tal vez puedas afianzar tu carácter y, a la vez, conducirte con mayor suavidad y amabilidad con aquellos que se crucen por tu camino.

Al bailar tu danza singular por la vida con diabetes, inspiras a todos, no sólo a las personas con diabetes. Ese es el obsequio que entregas a los demás, por el hecho de ser tú.

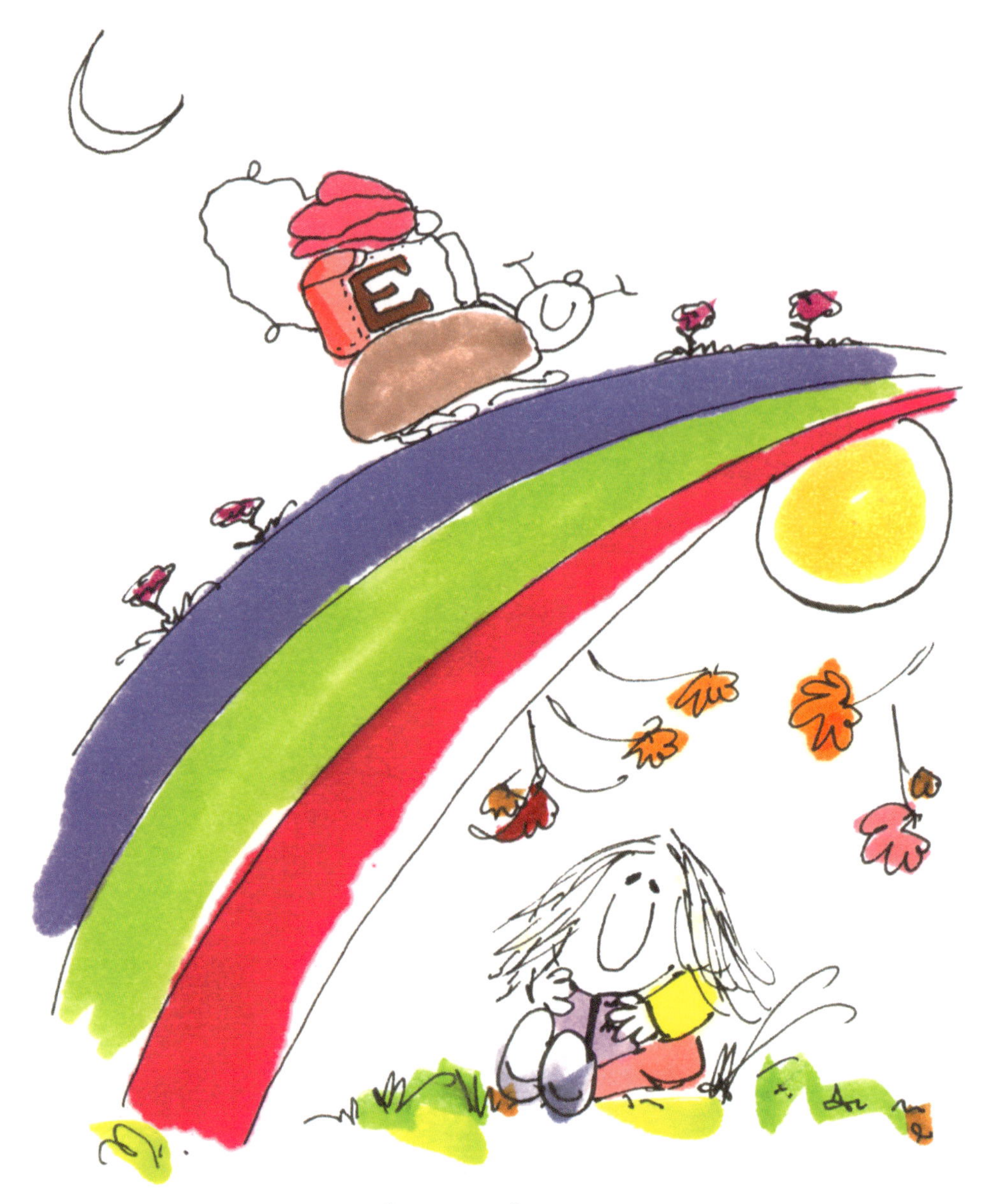

E de Educación

Un paso importante hacia el éxito

El conocimiento: potente medicina

Una de las mejores inversiones que puedes realizar para vivir de manera saludable es aprender a cuidar tu diabetes. Muchas personas creen que el cuidado de la diabetes le corresponde al médico o al educador en diabetes, pero no es así. Esos profesionales no permanecen contigo durante el día para recordarte que debes cumplir con las tareas que te impone la diabetes, como hacerte las pruebas de azúcar en la sangre o escoger broccoli en lugar de papas fritas. La diabetes tiene que ser controlada por quien la tiene, o sea, por ti.

Uno de los secretos para vivir una vida plena y sana es aprender lo más que puedas acerca de la diabetes y la importancia de controlar tu azúcar en la sangre. Tal vez tengas mucho que aprender, pero puedes hacerlo. Acuérdate de cuando aprendiste algo nuevo de lo que sabías muy poco, quizá algo relacionado con un proyecto de trabajo, un empleo voluntario, o el estudio de una nueva materia escolar. Al principio, tal vez te sentiste un poco intimidado por todo lo que no sabías al respecto.

Con el tiempo aprendiste; después, descansaste. Tuviste otra visión, nuevos conocimientos y nuevas habilidades. Lo que al principio parecía incómodo se volvió fácil y natural. Así será el aprendizaje del cuidado de tu diabetes.

Piensa en que si vas por la vida sin saber cómo controlar la diabetes es lo mismo que si abordas un autobús cuyo conductor va con una venda en los ojos: sabes que vas a tener un problema. Por otro lado, puedes lograr mucho para mantenerte sano si sabes cómo hacerlo.

Aquí tienes unos consejos para empezar: Haz preguntas a tu doctor y escribe las respuestas. Suscríbete a una revista sobre la diabetes. Navega en Internet o únete a un grupo de apoyo.

Espabílate y aprende sobre la diabetes porque el conocimiento es de verdad poder. Más que eso, es una potente medicina.

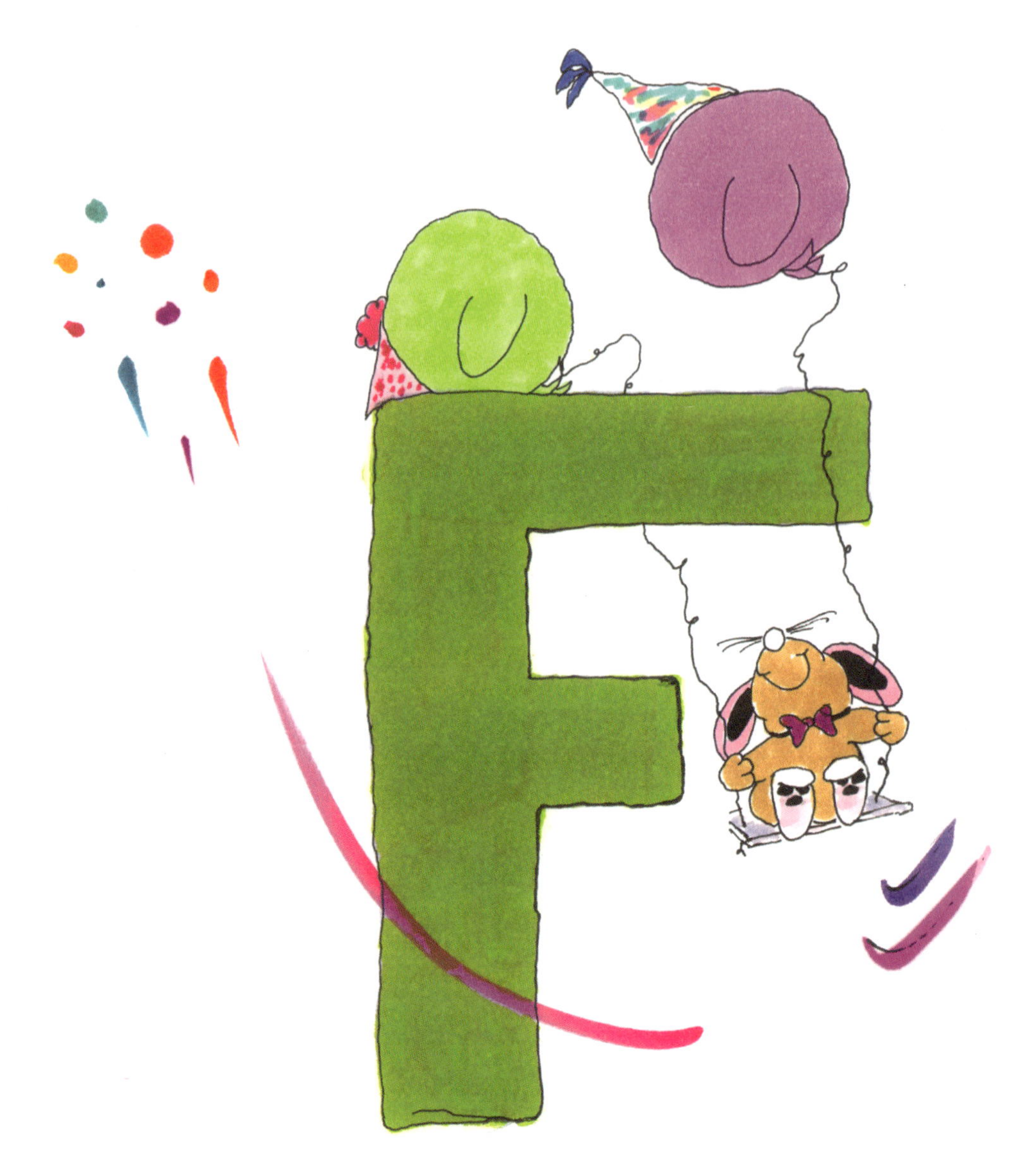

F de fe

Tener fe en ti y en un poder superior

El poder de la fe

Tener fe significa creer que, incluso cuando el mundo no te trate bien, tú estarás bien. La fe es un canal directo que te conecta con tu fuerza interior y tu sabiduría; es la fuerza que te ayuda a lograr casi cualquier cosa que te propongas.

Otra cosa distinta, no obstante, es si la fe está activada o no en tu caso particular. Necesitas la fe ahora para que puedas enfrentar el desafío de la diabetes.

Tener fe te permite comprender que no caminas en soledad. Un poder superior funciona dentro de ti y se encuentra a tu lado. No dejes que tu fe decaiga por algún conocido tuyo que sufrió por la diabetes. Esas personas pudieron haber tomado decisiones equivocadas al no tener fe. Quizá no pudieron aprovechar lo que existe hoy día para el manejo de la diabetes. Pase lo que pase, encontrarás recompensas en tu camino si lo emprendes con fe.

Lo importante es que dejes de lado tus preocupaciones y que confíes en ti. Dentro de tu ser existe un pozo de fuerza que puedes utilizar cuando lo necesites. Trata de recordar la ocasión en que pusiste tanto fervor, pasión y corazón en lograr algo que no dudaste ni de ti ni de tu éxito. Decídete ahora a poner ese mismo ánimo para manejar tu diabetes.

¿Cómo lo logras? "Actúa como si ...". Esto quiere decir que actúes como si aquello que quieres ya existiera. Si "actúas como si ..." manejarás tu diabetes con éxito, así será porque con naturalidad darás los pasos que te lleven a lograrlo. A partir de ahí, aun los obstáculos ocasionales que encuentres por el camino, te mostrarán qué tan capaz eres de superarlos. Acoge en tu corazón el deseo de vivir bien con diabetes y verás el resultado en tu vida.

Si tienes fe en lo que realizas para mantener tu diabetes bajo control, quedará reflejada en los resultados que obtengas. Si la fe mueve montañas, también te moverá a ti, ¿no crees? Permite que la fe te sostenga hoy y te devuelva la confianza y la vitalidad.

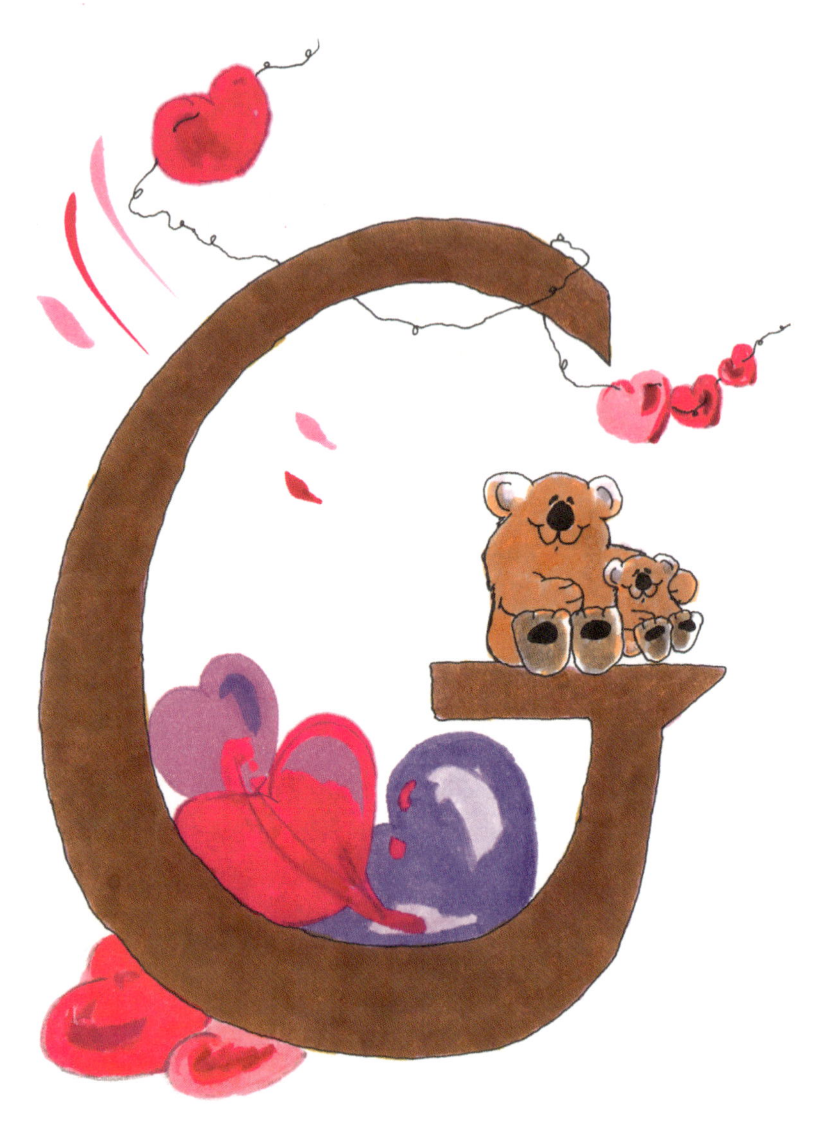

G de “Grabbing”

Aferrarte a la esperanza por ti y tu pequeño

Puedes ser un padre tranquilo

Cualquier padre sabe que lo peor de la diabetes es que ataca a los niños. La diabetes tipo 1 suele presentarse en niños pequeños y les cambia la vida para siempre. Los niños que sufren de diabetes deben tener cuidado con lo que comen, ponerse inyecciones todos los días o tener colocada una bombilla y estar siempre atentos para evitar bajas de azúcar y la pérdida de conciencia.

Los padres pueden sentir que la diabetes significa la muerte de sus sueños sobre un niño feliz, saludable y que cuenta con todas las oportunidades. El robo de la infancia, una nueva dinámica familiar, la búsqueda del médico adecuado, el cansancio y la preocupación son ahora los aspectos habituales de tu vida.

Puede que incluso te sientas culpable y creas que decepcionaste a tu pequeño; que no viste las señales de advertencia o que le provocaste la enfermedad. Date cuenta: no es tu culpa ni podías haber hecho nada para evitarle el padecimiento. Perdónate si es necesario y haz lo mejor que puedas para cuidarlo.

Para tu hijo, eres una fuente de fortaleza, confianza, orientación y apoyo. También debes saber que los niños superan este trance. Muchos dicen que por tener diabetes son más fuertes, aprecian más la vida y sienten más compasión.

Haz lo que sea necesario por restablecer un sentido de normalidad. Habla con los maestros y compañeros de tu pequeño para ilustrarlos sobre la diabetes. Disipar el miedo es de gran ayuda cuando se trata de crear un ambiente de apoyo para él. Inicia un grupo de apoyo en el que se puedan compartir recursos, sentimientos y amistad. No descuides a tus otros hijos y celebra las fechas especiales de cada uno de ellos.

Cuando llegue el momento, permite que tu hijo asuma la responsabilidad de su diabetes. Hasta que eso ocurra, trata de que la vida sea para todos ustedes algo *más* que la diabetes. Ten en cuenta que los niños te toman a ti como ejemplo y que día a día aparecen nuevos descubrimientos que cambian la fisonomía de la diabetes. Deja que tu expresión refleje una actitud positiva cuando tu hijo te mire a los ojos.

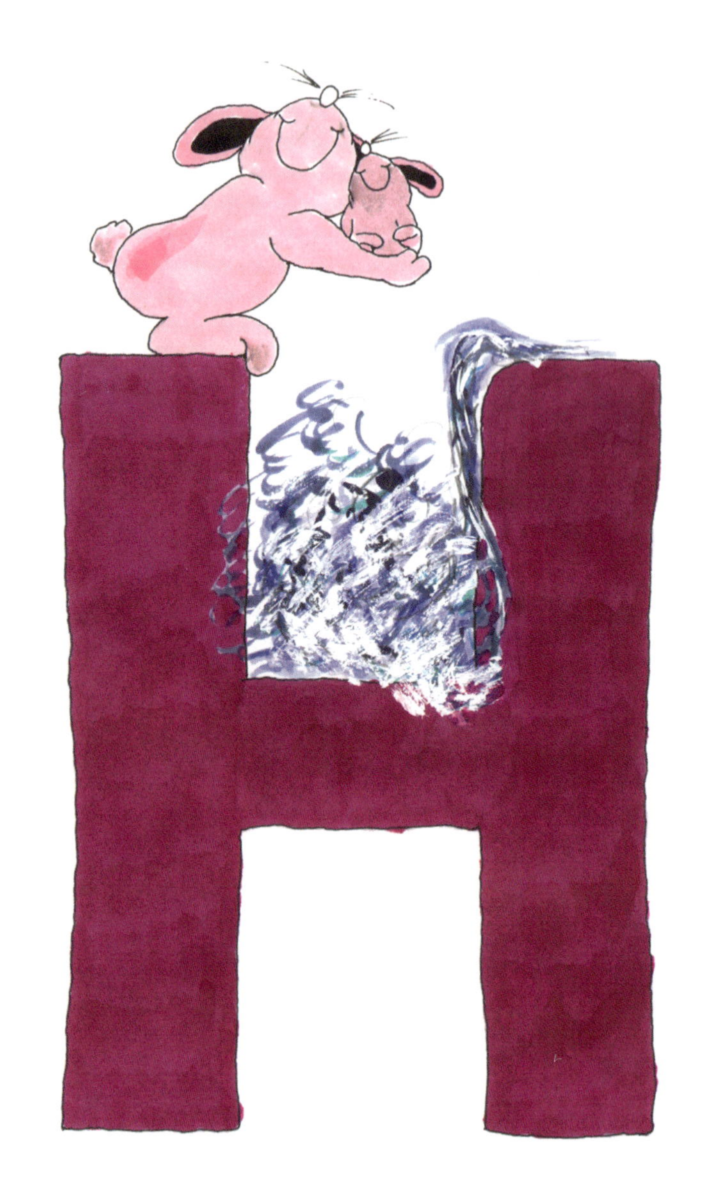

H de "Helping"
Ayudar a otros a ayudarte

Crea un equipo en tu entorno

Muchos de nosotros vamos por la vida pensando que debemos cargar solos con nuestros problemas. Creemos que solicitar ayuda es una debilidad. Hasta podemos sentirnos orgullosos de ser totalmente autosuficientes. Esa es una muy mala manera de manejar la diabetes, que además te pone en situación de riesgo. La diabetes daña diversas funciones corporales, a la vez que afecta las emociones y los niveles de estrés. Contar con un equipo de proveedores de atención de la salud que te ayuden a manejar tu diabetes puede ser un elemento invaluable.

¿Sabías tú que la palabra "team" (equipo), también quiere decir "together everyone achieves more?" (cada integrante logra más resultados estando juntos). Esto es tan cierto. Rara vez una persona puede lograr tanto como un grupo. Considera a tus especialistas en diabetes como tu equipo personal. Cada miembro del equipo está ahí para aportarte su talento singular y ayudarte así a ejercer un mayor control sobre ti mismo.

Los miembros del equipo se apoyan, alientan e inspiran mutuamente. No vaciles en recurrir a un integrante de tu equipo si estás en dificultades. Asimismo, nunca olvides que tú también eres parte de él. Es tu responsabilidad participar en tu cuidado y utilizar la guía de tu grupo con acierto.

Otra manera estupenda de ampliar tu equipo es unirte a un grupo de apoyo. Los miembros comparten mucha información, y ¿quién entiende mejor los altibajos de vivir con diabetes que las propias personas con diabetes? Los amigos o miembros de la familia también pueden ser parte de tu equipo.

No subestimes el poder de un equipo. Las investigaciones muestran que las personas con diabetes que trabajan en equipo obtienen mejores resultados. Ten presente también que pertenecer a un equipo no es una señal de debilidad, sino de toma de responsabilidad.

Después de todo, cuando vives con diabetes ganas una insignia de valor todos los días. Ahora, ten suficiente valor para permitir que los que están entrenados para ayudarte lo hagan.

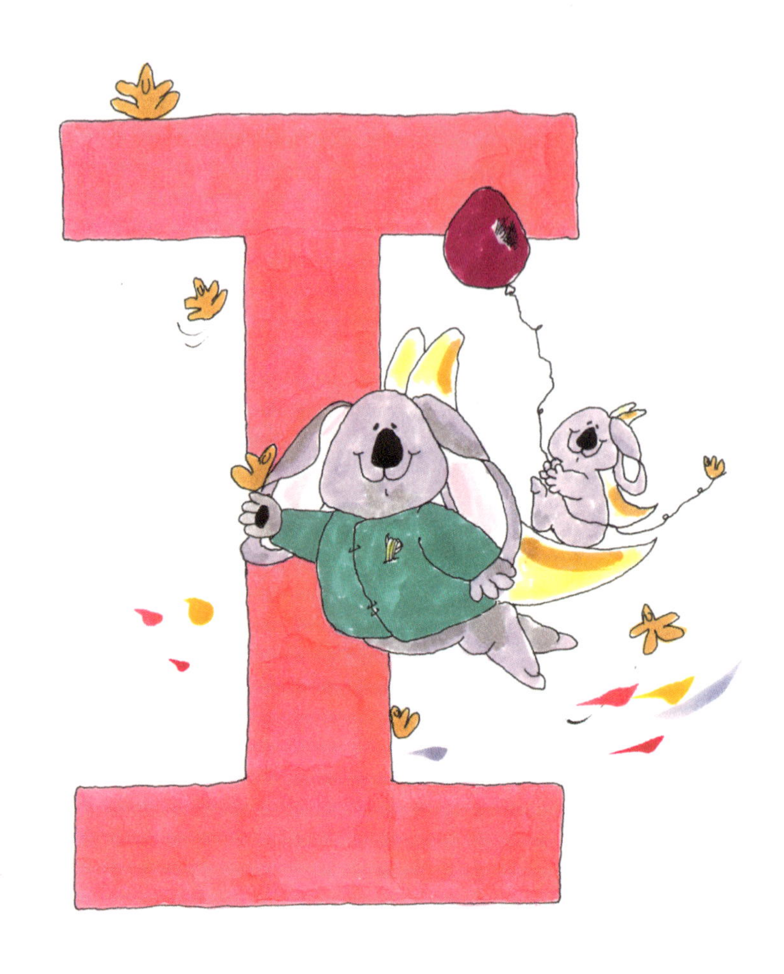

I de Intención, Invención,
Iluminación e Inspiración
Con estos ingredientes puedes volar alto

Permite que tu energía te eleve

Muchas veces te pasa que, aun cuando no sepas cómo lograr algo, descubres que con sólo tener la firme *intención* de hacerlo, el "cómo" aparece. Miras con otros ojos; parecen abrirse puertas escondidas y las soluciones aparecen de la nada. La intención es tan poderosa que basta con que tengas el propósito de controlar mejor tu diabetes, para que lo consigas. ¿Por qué? Porque darás los pasos necesarios para apoyar esta intención.

La *invención* también puede ayudarte con el manejo de tu diabetes. En una foto mental, reinvéntate como quien maneja bien la diabetes. Visualízate en tu nuevo papel de profesional de la diabetes. Visualízate realizando tus tareas sin esfuerzo. Advierte qué tan relajado y confiado te sientes. Puedes llegar a manejar mejor tu diabetes remitiéndote a estas imágenes con frecuencia o realizando acciones más saludables. De cualquier modo, te encontrarás en el camino de convertirte en un nuevo ser.

Veamos ahora el poder de la *iluminación*. Estás iluminado de adentro hacia fuera cuando caes en la cuenta de algo en particular. Tomemos como ejemplo que no llevas a cabo tus pruebas de azúcar en la sangre con la frecuencia necesaria, o que podrías controlar mejor tus porciones de alimento. Permite que esa verdad arda con tal brillantez que queme cualquier excusa y encienda tu intención de ser mejor.

Por último viene la *inspiración*. La inspiración es una sensación de emoción y de propósito que emerge desde el centro de tu ser. La inspiración libera tu confianza, tu fuerza y tu poder para completar tu labor. Para estar en contacto con tu inspiración, piensa en todo lo que le da sentido y propósito a tu vida.

La intención, la invención, la iluminación y la inspiración son fuerzas de enorme energía, y parte intrínseca de quien eres tú. Si confías e inviertes en ellas, te pueden ayudar a conseguir resultados mágicos que ni en tus sueños más descabellados se te hubiera ocurrido imaginar.

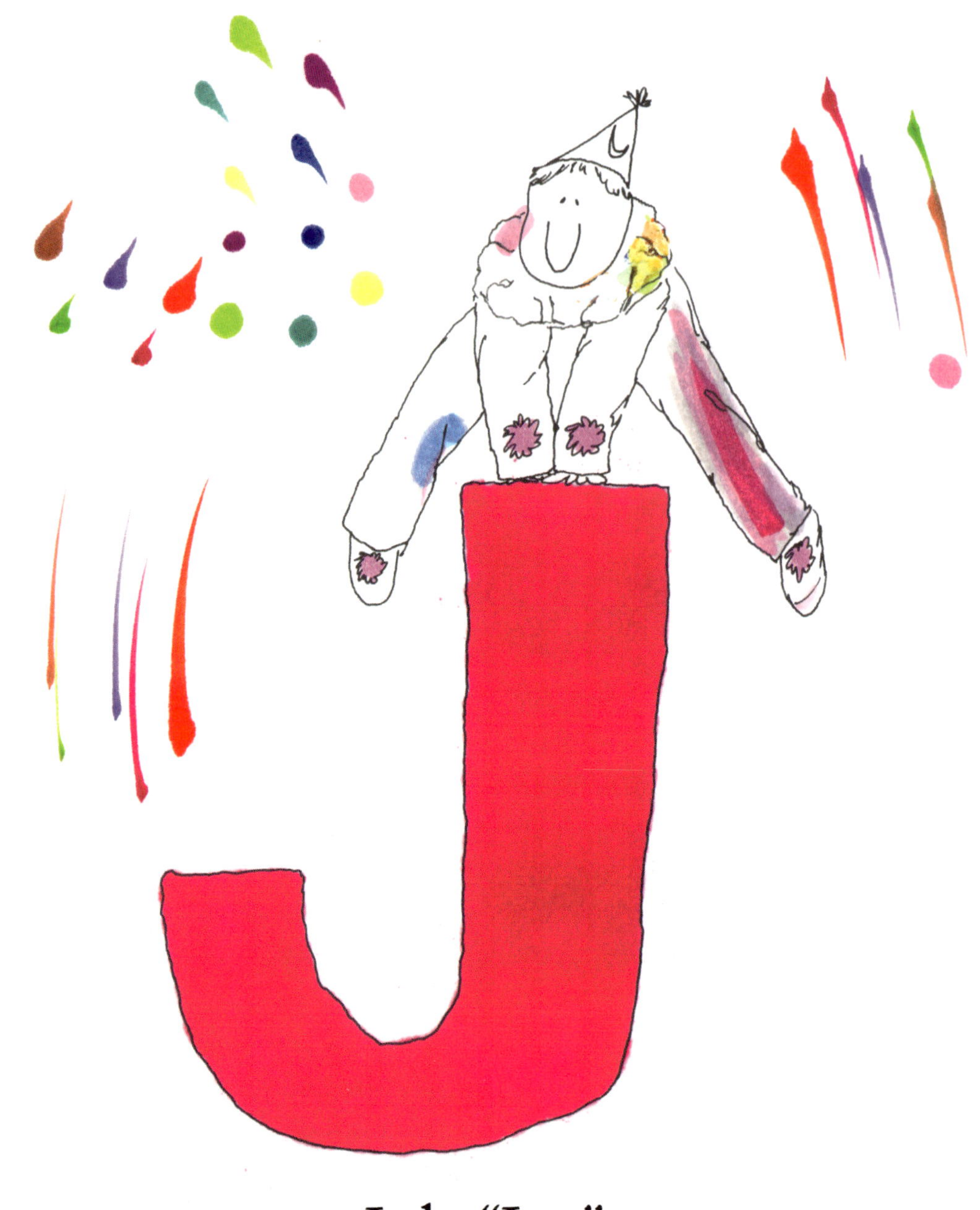

J de "Joy"

El gozo es un potente agente curativo

Ríe fuerte, frecuente y plenamente

Estás enterado de que la dieta, el ejercicio y los medicamentos pueden ser necesarios para manejar tu padecimiento. Asimismo, existen otros agentes curativos que con frecuencia se ignoran; esos no te causarán ninguna molestia o malestar y los puedes tomar a cualquier hora. Se trata de la felicidad, la risa y el gozo, que de hecho aumentan en tu cuerpo el nivel de las hormonas del "bienestar" y que pueden ayudar a tus células a repararse y renovarse.

Los investigadores declaran que una gran carcajada libera una hormona que mantiene sano tu sistema inmunológico. Abastécete de algunas películas graciosas para esta noche; aunque suene sorprendente, el simple hecho de prever una buena risotada te produce importantes efectos neuroendócrinos.

¿Eh? Sí, una cascada de cambios fisiológicos benéficos ocurre al prever la felicidad. Es como sonreír. Cuando sonríes, se genera un calor en tu corazón que se extiende al resto de tu cuerpo. De inmediato tienes una sensación de felicidad, paz y tranquilidad.

Norman Cousins, distinguido autor y jefe de redacción del *Saturday Review*, también se hizo famoso por su "cura de la risa". Cuando estuvo enfermo, contrató a una enfermera para que le leyera historias graciosas y le proyectara películas de los Hermanos Marx. La risa alivió su dolor y pudo recuperarse.

En su tiempo, Cousins fue recibido con bastante escepticismo, pero en 1989 el *Journal of the American Medical Association* reconoció que la terapia de la risa puede mejorar la calidad de vida de los pacientes que sufren de enfermedades crónicas.

Hay algo más que deberías saber: el gozo, la felicidad y la risa no se *encuentran* en la vida, sino que se *aportan* a la vida. Detente a observar la magia de un copo de nieve, y ríe hasta que las lágrimas rueden por tus mejillas. Ve el lado gracioso y soleado de la vida. Te estarás aplicando una potente inyección de salud.

Nota: El gozo no requiere de prescripción médica y es muy recomendable.

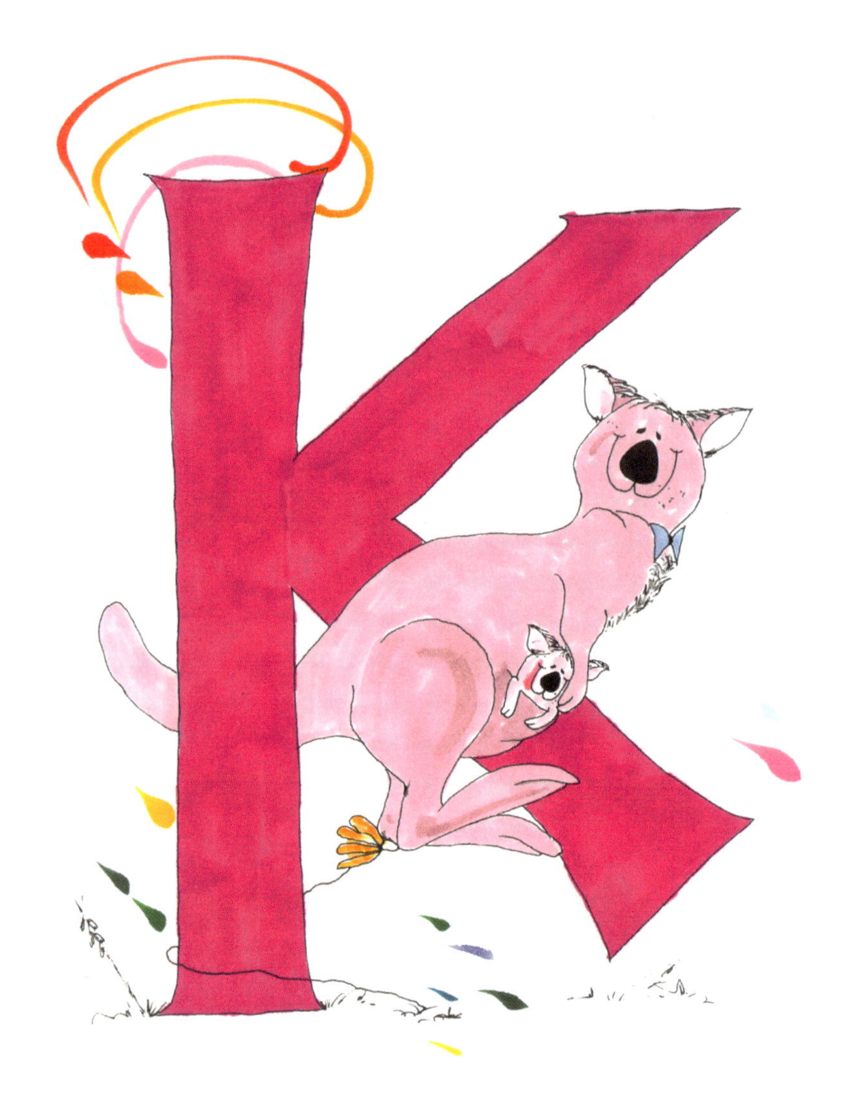

K de "Knowing"
Saber que eres capaz de cambiar

Cambia tu actitud

Independientemente del tiempo que tengas de ser una persona con diabetes, si no te estás cuidando adecuadamente, puedes empezar a hacerlo de inmediato. Ya sea que hayas pasado años ignorando los consejos de tu médico o, aún más, evitándolos, hoy puedes decidir que vas a vencer la diabetes, y no al contrario. Lo primero que tienes que hacer es decidir lo que realmente deseas, y lo más probable es que quieras tener una vida lo más saludable y prolongada posible.

Otra cosa que te beneficiará será cambiar tu manera de pensar. En lugar de ver el cuidado de tu diabetes como algo que *tienes que hacer*, considéralo como algo que *eliges hacer*.

En otras palabras, si dices: "tengo que hacerme la prueba de azúcar en la sangre, tengo que bajar de peso, tengo que hacer ejercicio", sientes como que alguien te fuerza a hacer esas cosas. Por el contrario, si dices: "elijo hacerme la prueba de azúcar en la sangre", sientes que tienes el control.

Reconoce el beneficio de realizar la tarea. Por ejemplo, "si me hago la prueba de azúcar en la sangre, puedo mantenerla en el rango previsto y reducir el riesgo de tener complicaciones". Concentrar tu atención en el beneficio te ayudará a recordar por qué es importante la tarea.

Es cierto que todo lo que hacemos en la vida es resultado de una elección. Decimos, por ejemplo: "tengo que" sobre muchas cosas, pero realmente no hay nada que "tengamos" que hacer. Puedes pensar que "tienes que" ir a trabajar, pero no es así. Puedes perder el empleo si no vas, pero no "tienes que" ir. Por el contrario, cada mañana "eliges ir" por tus razones muy personales.

Un cambio en tu manera de pensar de "tener que hacer" por "elegir hacer" te potencia para cuidar de tu diabetes, y para dirigir tu vida. Con todo eso que puedes ganar, ¿no es tiempo ya de poner manos a la obra?

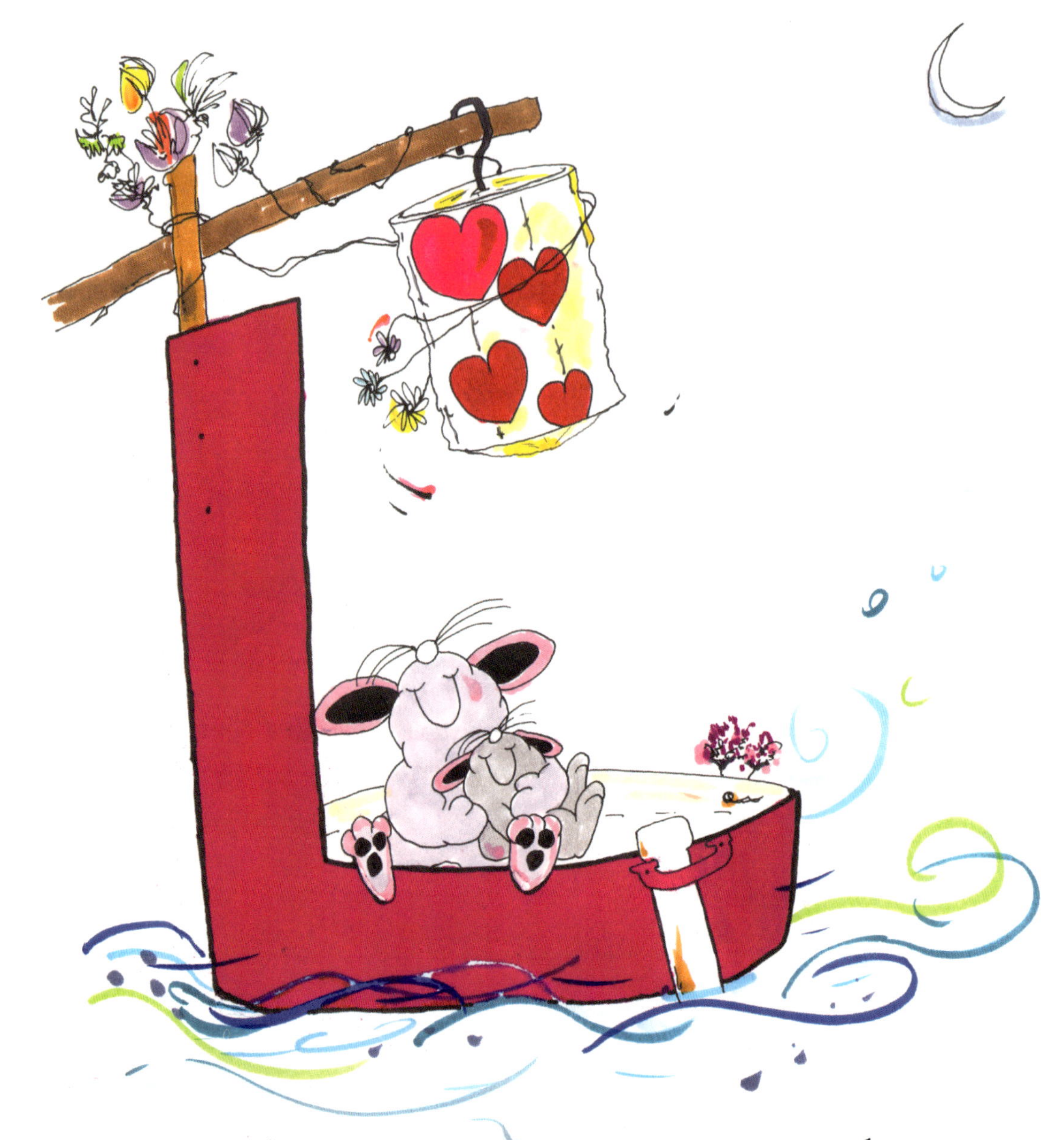

L de “Love”. Permite que el
amor aligere tu carga e ilumine tu camino

Entérate: no estás solo

Tu diabetes no sólo te afecta a ti, también afecta a tus seres queridos, porque saben que día con día llevas una carga adicional sobre tus hombros. A veces, se dan cuenta de tu lucha sin saber cómo ayudarte. De todas formas, están contigo.

Quienes te quieren necesitan desempeñar un papel en el cuidado de tu diabetes; necesitan saber cómo pueden ayudarte. Separa tiempo para sentarte con ellos y hablar. Juntos, encontrarán la forma de proporcionarte un apoyo práctico y emocional.

Elige un lugar confortable y un momento tranquilo para hablar honestamente con tus seres amados. Abre tu corazón y diles lo que significa vivir con diabetes. Ayúdales a entender lo que sientes; qué cosas son difíciles y cuáles son fáciles; cuánto te tienes que esforzar; en qué cuestiones quisieras ser mejor y partícipales cualquier culpa o temor que tengas.

A continuación, examina de qué manera pueden ayudarte. Quizá puedan preparar alimentos más sanos si se encargan de cocinar. Tal vez puedan caminar contigo después de cenar para que practiques tu ejercicio diario, o revisar que siempre tengas los suministros necesarios para el cuidado de tu diabetes, o a lo mejor basta con que te oigan cuando estés decaído. Hazles saber que un poco más de amabilidad y sensibilidad hacia tus sentimientos es de enorme ayuda.

Más adelante, dedícate a ampliar tu círculo de apoyo. Cuando tus amigos te inviten a cenar y te pregunten qué puedes comer, contesta con honestidad. Sólo quieren facilitarte las cosas. Comunícale a algún colega del trabajo qué hacer en caso de que sufras una baja de azúcar. Su intervención puede ser de importancia vital, algún día.

El grupo médico iluminará tu camino guiándote en tu cuidado. Tu equipo de apoyo personal te será de gran ayuda para aligerar tu carga.

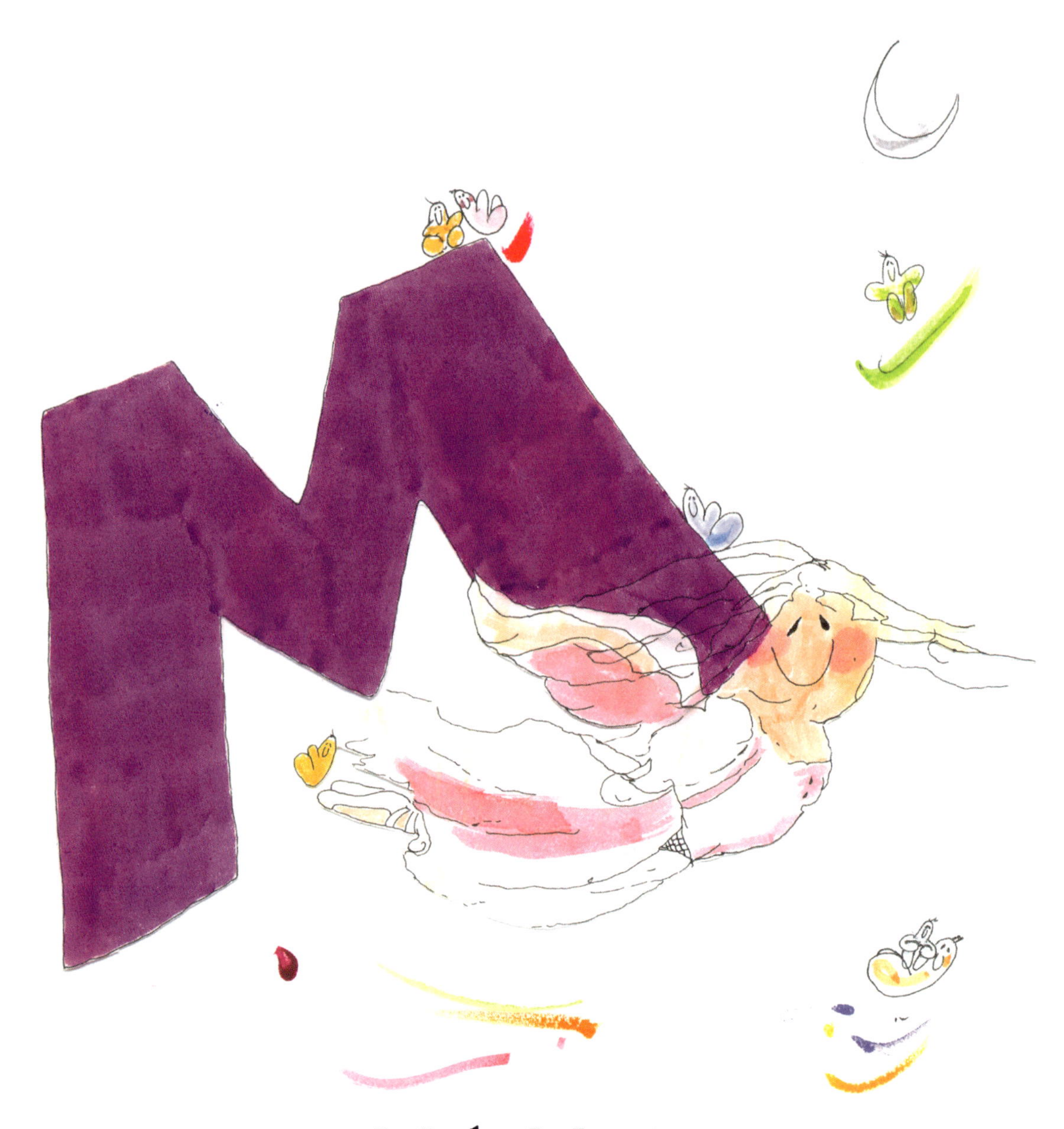

M de Magia
Que generas cuando crees en ti

Genera tu propia magia

He aquí el ingrediente secreto que hace posible la magia: cree en ti. Tú eres una persona increíble, talentosa, capaz, afectuosa; pero, ¿lo sabes? ¿Te tratas con la misma consideración, amabilidad y compasión con la que tratas a un amigo? ¡No mereces menos! La manera como te cuidas depende de la opinión que tengas de ti mismo.

Si crees en ti, vives la vida en espera de lo mejor. Si irradias confianza, el mundo te responde como premio con una magia muy especial. Eso no significa que siempre vayas a tener éxito, pero si fallas, no quiere decir que seas un fracaso. Hay cosas que aprender de los fracasos, y aprender de tus errores también genera un tipo de magia especial.

Si la vida te ha convencido de que no vale la pena que creas en ti, entonces tu visión está empañada. Cuando te levantes por la mañana, antes de abrir los ojos, tómate dos minutos y ve dentro de ti. Observa la película de tus puntos fuertes, tus talentos y tus dones. Observa lo mejor de ti. Haz lo mismo en la noche antes de dormir. La magia va a estar en movimiento aun cuando estés dormido.

Si te has pasado la vida diciendo "sí" a todos los que te rodean y has reservado poco tiempo y energía para ti mismo, inicia la práctica de decir "no". En realidad, no puedes cuidar a nadie más si tu propia energía está agotada. Si en el pasado no se ha reflejado tu grandeza o tu habilidad para manejar tu diabetes, recuérdate con amor que hoy es un nuevo día, que hoy darás un nuevo paso.

El mundo sólo refleja la imagen que tienes de ti. Por lo tanto, debes verte como una persona capaz de manejar bien su diabetes. Así es como puedes generar una magia real en tu vida.

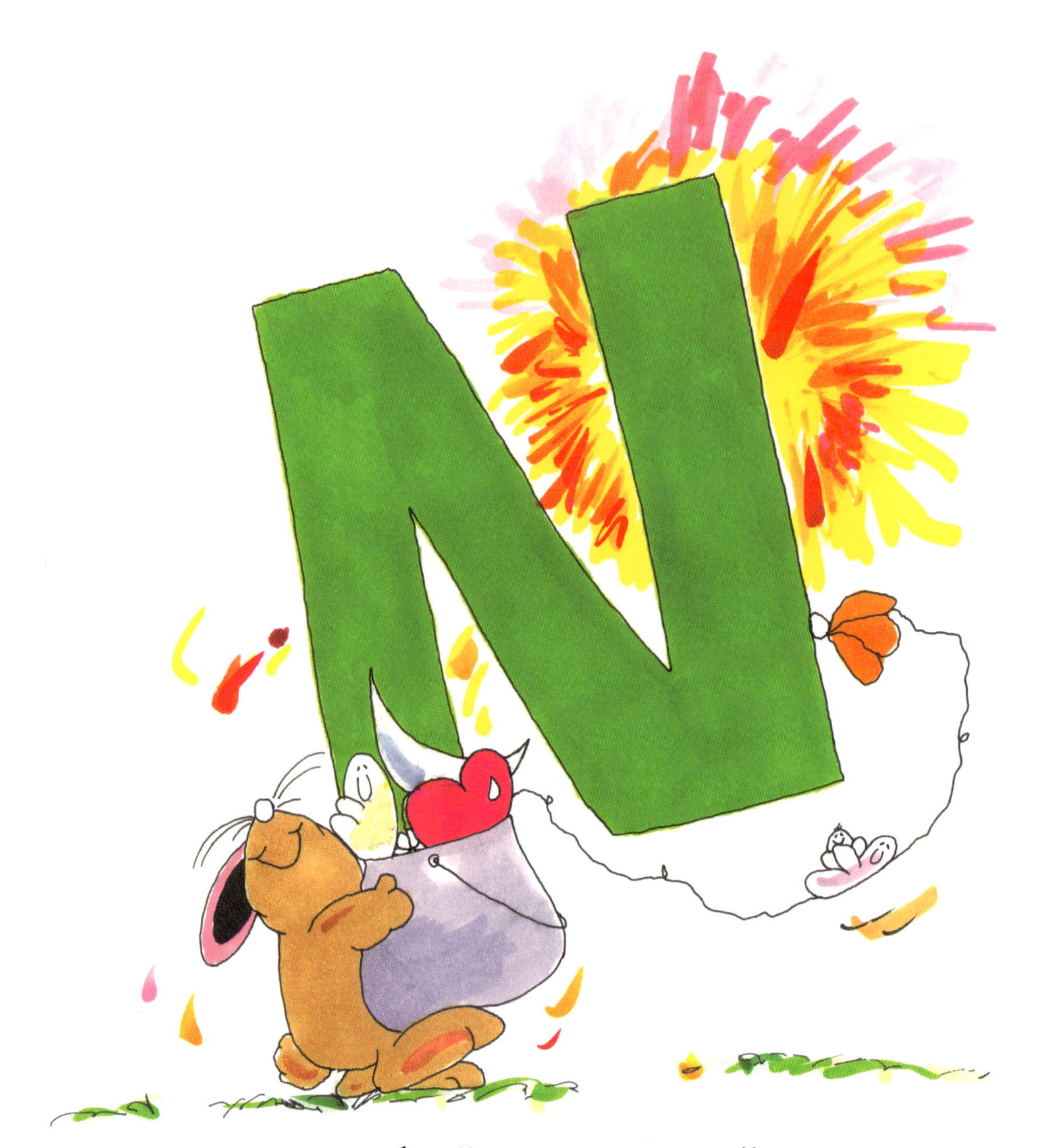

N de "Nurturing"
Mímate cuando lo necesites

Levanta el ánimo

En ocasiones, la diabetes te puede desanimar debido al trabajo que conlleva y los temores al futuro incierto. Cuando sientas que es demasiado, haz algo que te guste. Relájate en un baño de burbujas, ve al cine, admira las estrellas, pasa el fin de semana leyendo una emocionante novela de misterio, o una tarde en compañía de una persona grata que llene tu corazón mientras tú desahogas el tuyo.

Siendo que la diabetes no te da día de descanso, es posible que en ocasiones tengas que tomarte uno. De igual manera que las personas toman vacaciones en su empleo, puedes necesitar vacaciones de tu diabetes. Podrías comer postre una vez a la semana, o saltarte una prueba de sangre de cuando en cuando. Asegúrate de elegir algo que te dé un respiro, pero que no te ponga en peligro.

No se trata de tomar unas largas vacaciones; sólo un descanso breve que te permita recargar tus baterías. Como sucede con todas las vacaciones placenteras, tienes que planear por anticipado cómo relajarte con entera seguridad. Poder mimarte y tomar mini vacaciones planeadas te permite liberar un poco la presión. Así se te facilitará manejar mejor tu diabetes a través de los años.

Sin embargo, si crees haber perdido el entusiasmo por la vida, si te sientes desanimado, duermes mucho y evitas a tus amistades, tal vez padezcas depresión. Un tercio de las personas con diabetes la sufren en algún momento. La actividad física y la compañía de otras personas ayudan a sacudir la tristeza, si es que sólo se trata de eso. En caso de que tu ánimo permanezca inalterable, puedes necesitar ayuda profesional. Si estás deprimido, tanto tu azúcar en la sangre como tu vida serán difíciles de manejar.

Si una semana tras otra disfrutas lo que haces, tomas vacaciones breves, te tratas con amabilidad y no vives sumergido en asuntos que te causen tristeza o enojo, te darás cuenta de que recuperas el ánimo, aun antes de que lo hayas perdido.

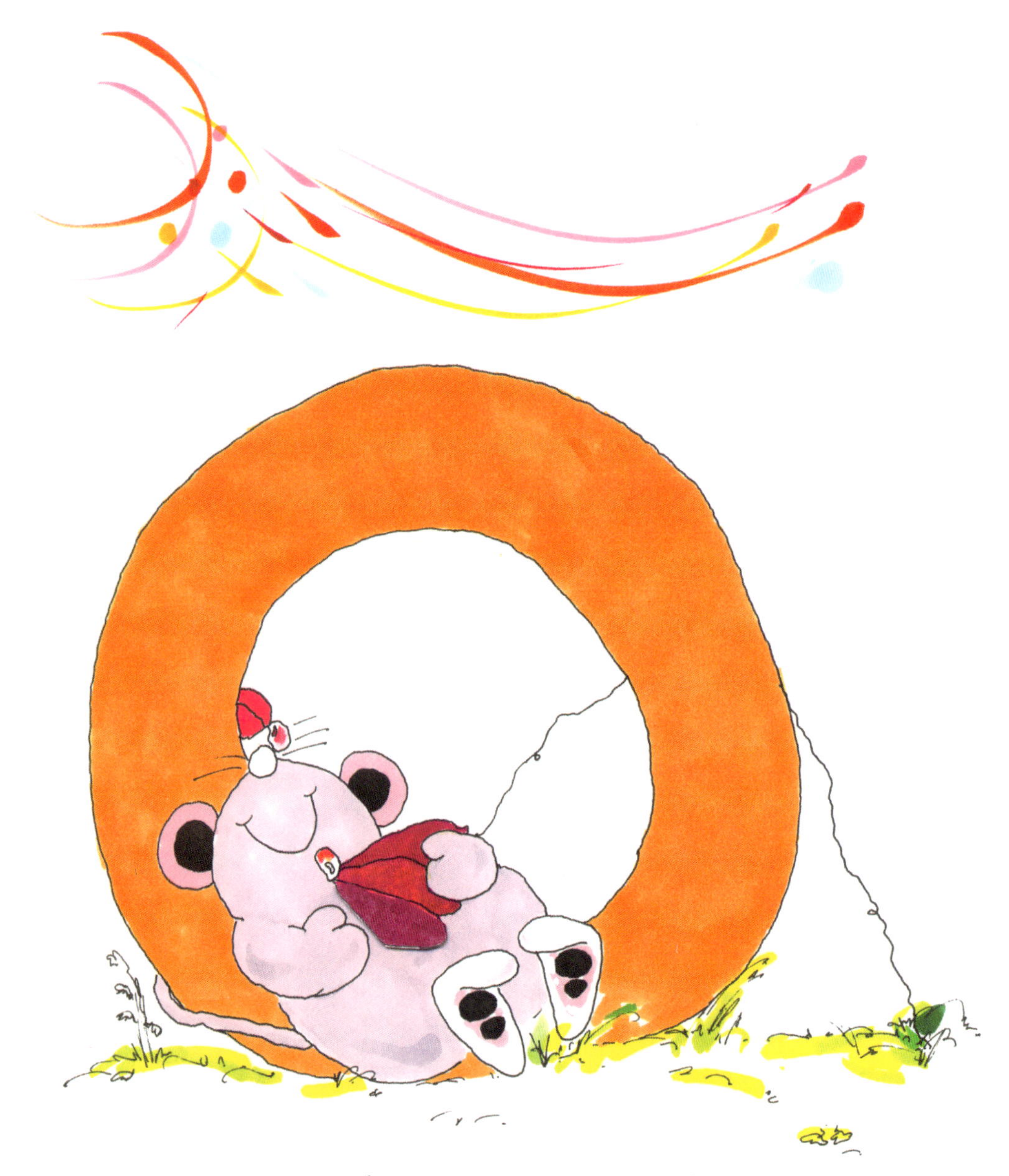

O de "Opening"

Abre tu corazón y penetra en él

Deja tus culpas a un lado

Las personas que sufren de diabetes con frecuencia viven con un marcado sentimiento de culpa. Es posible que pienses que tú fuiste en realidad el causante de tu diabetes por comer demasiados dulces. (No es así como se adquiere la diabetes). La diabetes tipo 2 tiende a ser genética y la tipo 1 se debe a un trastorno del sistema inmunológico.

Te puedes sentir culpable por no realizar con pericia las diversas tareas que requiere la diabetes, pero hasta los expertos aceptan que puede ser difícil lograrlo. Dado que la culpa no es productiva, ten en cuenta que la diabetes no es una ciencia exacta, no importa qué tanto te dediques a controlarla, en ocasiones sentirás que es otro intento frustrado. Mantén arriba el ánimo y experimenta con distintas prácticas.

La culpa te quita energía; te priva de sentirte feliz y contento y de estar realmente presente con tus seres queridos; y sobre todo, interfiere con el cuidado de tu diabetes. Deja la culpa a un lado. Tendrás días buenos y otros malos, incluso algunos en que comerás de más; estarás muy cansado para hacer ejercicio; le gritarás a tu cónyuge y no te gustarán tus niveles de azúcar en la sangre. Sólo asegúrate de que esos días no se conviertan en semanas o meses.

La diabetes no te define; es algo con lo que estás aprendiendo a vivir. No te convierte en un ser defectuoso o fracturado, disminuido, a quien nadie quiere. No es fácil estar vigilante cada minuto de los 365 días del año.

Quiérete aún más íntegramente ya que estás haciendo tu mejor esfuerzo, cualquiera que sea el significado de esta palabra en este preciso instante. Perdónate cuando las cosas no vayan bien y acéptate como la persona única y extraordinaria que eres, con todos tus dones y, sí, también con tus defectos.

Vivir con diabetes requiere una cantidad adicional de energía, concienciación y compromiso para salvaguardar tu salud. Abre tu corazón y penetra en él. Cuando lo hagas, descubrirás que tienes una fuente infinita de amor y de recursos para darte apoyo cada día, aun con diabetes.

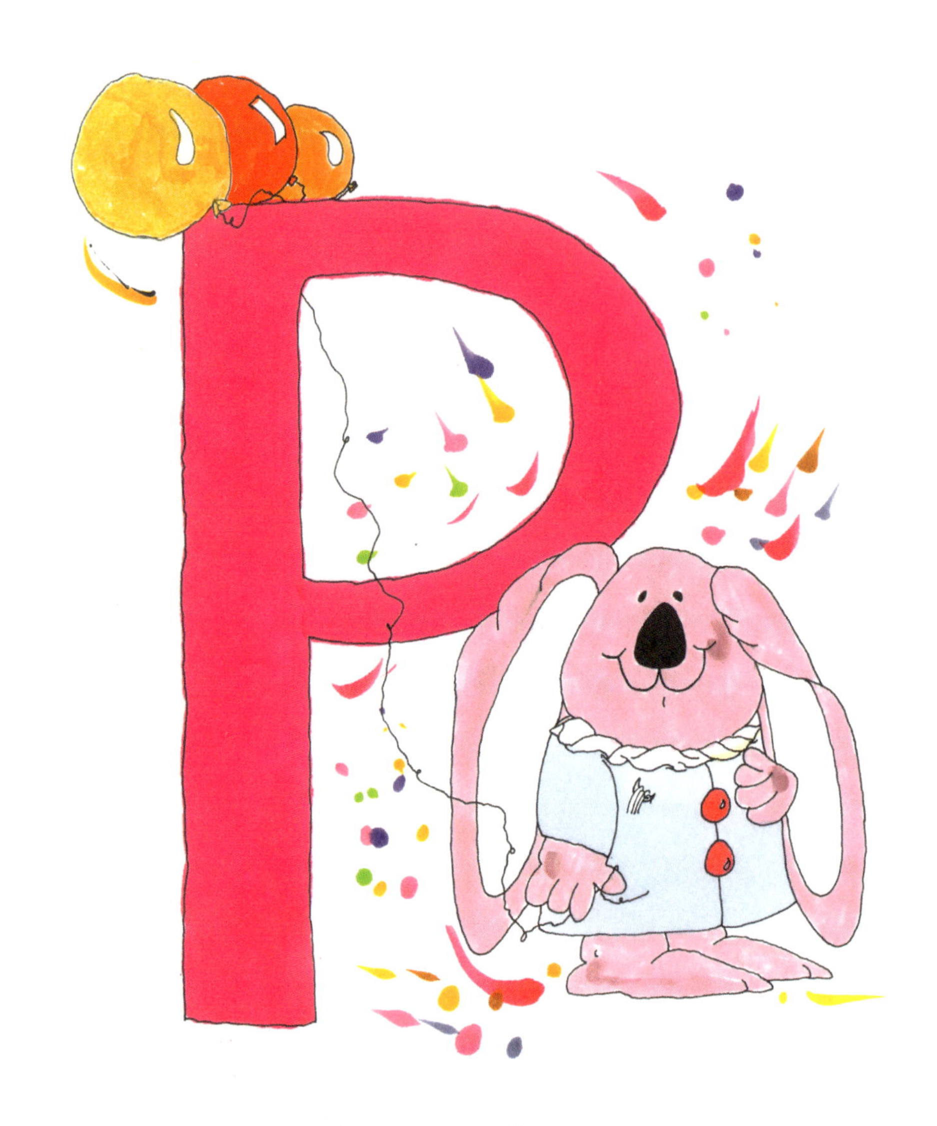

P de Perfección

Saber que ese no es el objetivo

Lo bueno puede ser estupendo

Muchos de nosotros tratamos de llegar a la perfección en nuestro trabajo, en nuestra vida familiar y en el cuidado de nuestra diabetes. Sin embargo, lo cierto es que la perfección es inalcanzable. No se puede comer a la perfección todos los días; a veces, algún acontecimiento evitará que practiques tu ejercicio y la medición de azúcar en la sangre no será perfecta en cada prueba. No importa lo que hagas, el intento de alcanzar la perfección te dejará a menudo el sabor del fracaso.

Son tantas las tareas que se mezclan en el cuidado de la diabetes que sencillamente no es posible realizarlas a la perfección. Además, en ocasiones, sin previo aviso, tu cuerpo te jugará una mala pasada.

Somos simples y llanos seres humanos imperfectos. Siempre habrá algo nuevo que se puede aprender o que se puede mejorar. Es muy alto el precio que se paga al tratar de ser perfecto. Puede costarte tu tranquilidad o bien hacer que te rindas por completo al verte en la imposibilidad de cumplir con tus propias exigencias y expectativas. Además, impone límites a lo que estás dispuesto a intentar, pues esperas que el resultado sea perfecto.

No es la perfección el objetivo que debes perseguir. Por el contrario, trata de hacerlo bien la mayoría de las veces. Lo que importa es hacer lo mejor que puedas cada día y ser honesto contigo mismo: tú bien sabes cuándo estás haciendo menos de lo necesario.

Asimismo, recuerda que el equilibrio es importante. La vida no debe ser sólo trabajo. De hecho, divertirte, jugar, regocijarte y regalarte recesos ocasionales de la diabetes son buenas medicinas.

Tu objetivo tiene que ser ocuparte bien de tu diabetes, no a la perfección. Es posible que necesites bajar el rango de tu medición, pero te sentirás más satisfecho contigo mismo y con lo que hagas. Acoge tu propia perfección siendo la criatura única que eres. La perfección es inalcanzable, pero sí puedes llegar a ser muy bueno.

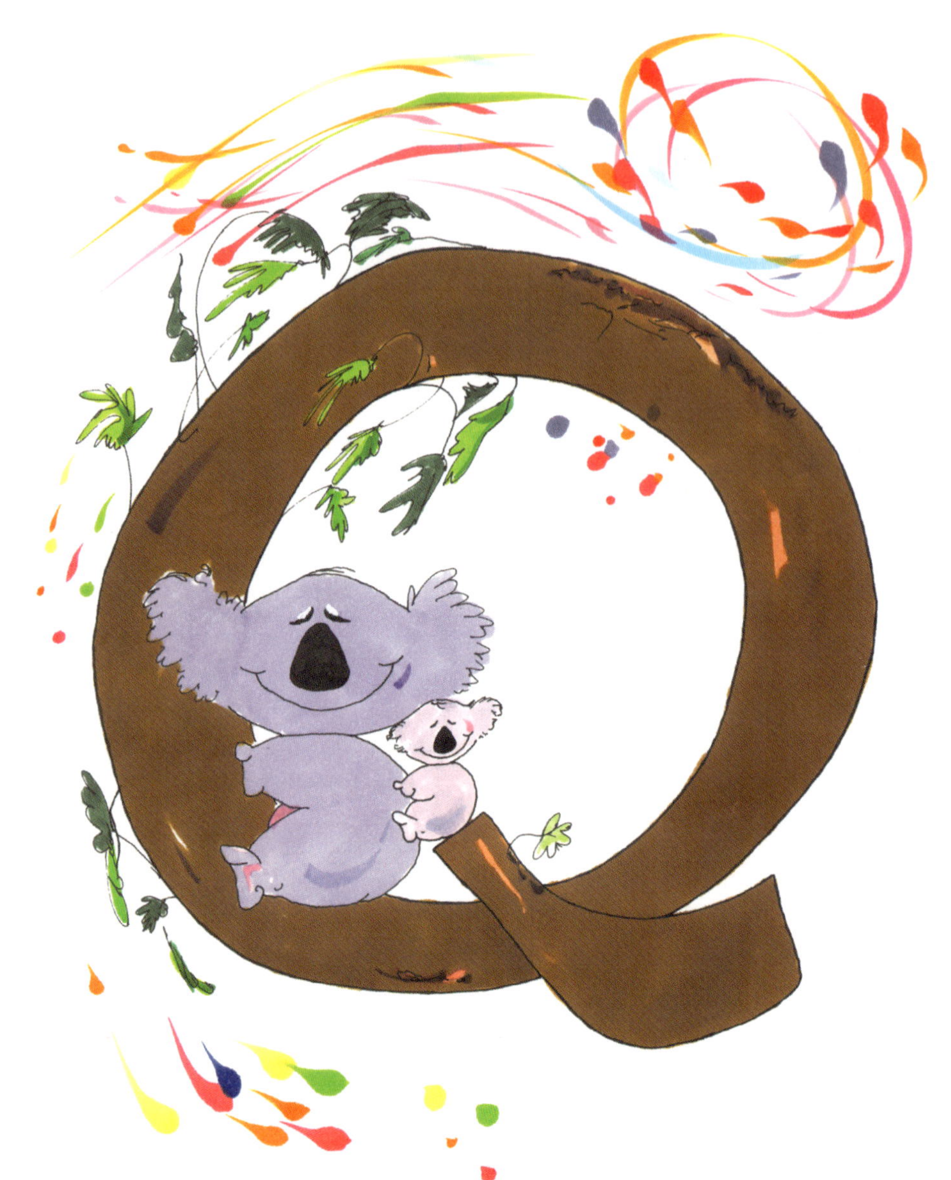

Q de "Quiet". Ese lugar tranquilo
que te ofrece refugio contra la tormenta

La paz y la tranquilidad te esperan

Cuando vives con diabetes, algunos días son más difíciles que otros. Es posible que ya vivas con ciertas complicaciones y que por ese motivo tengas tantas cosas que hacer. Es como si dentro de tu cabeza estuviera pasando una cinta de teletipo con el cálculo de horarios de comida, de toma de pastillas y altibajos de ánimo. Allí se ve que, por enésima vez, has tratado de hacer una dieta, sólo para volverla a romper. En ocasiones, la diabetes es un dolor con el que se tiene que vivir, como un invitado que tienes en casa y que nunca se va.

Cuando eso te ocurre, necesitas un lugar en donde te puedas retirar y tomar un "receso". Ese lugar existe; una especie de paraíso donde te esperan la paz y la tranquilidad. No necesitas hacer tu maleta o apresurarte hacia el aeropuerto, ya que este pacífico lugar existe dentro de ti. Algunas personas lo encuentran practicando meditación o yoga, descansando en una playa, o soñando despiertos. También tú puedes experimentar esta calma y tranquilidad: interrumpe lo que estás haciendo; realiza algunas respiraciones lentas y profundas e introduce más oxígeno a tus pulmones. La paz está realmente al alcance de tu mano. Cuando todo lo que te rodea parece sobrepasarte, refúgiate dentro de ti.

Aquí mismo encuentras tu santuario personal y privado. Aquí yace tu verdadero ser; tu espíritu, tus dones, todo tu talento y creatividad, tu amor y potencial sin límites. Aquí eres un todo completo y perfecto. Más aún, aquí te puedes desligar de tus preocupaciones y temores. Puedes recuperar fuerzas, revitalizarte y volver al mundo descansado, gozar de más claridad, conciencia, energía y resolución.

Si la diabetes te da la batalla, te deprime, parece incontrolable, injusta, arruina tu día, tu paz y cualquier intento que haces para manejarla, dirígete a tu interior. Tranquilízate y conéctate a tu fuerza interna. Esa es tu ancla en la tormenta de la vida que te protegerá y hará que recuperes tu energía siempre y en todo momento.

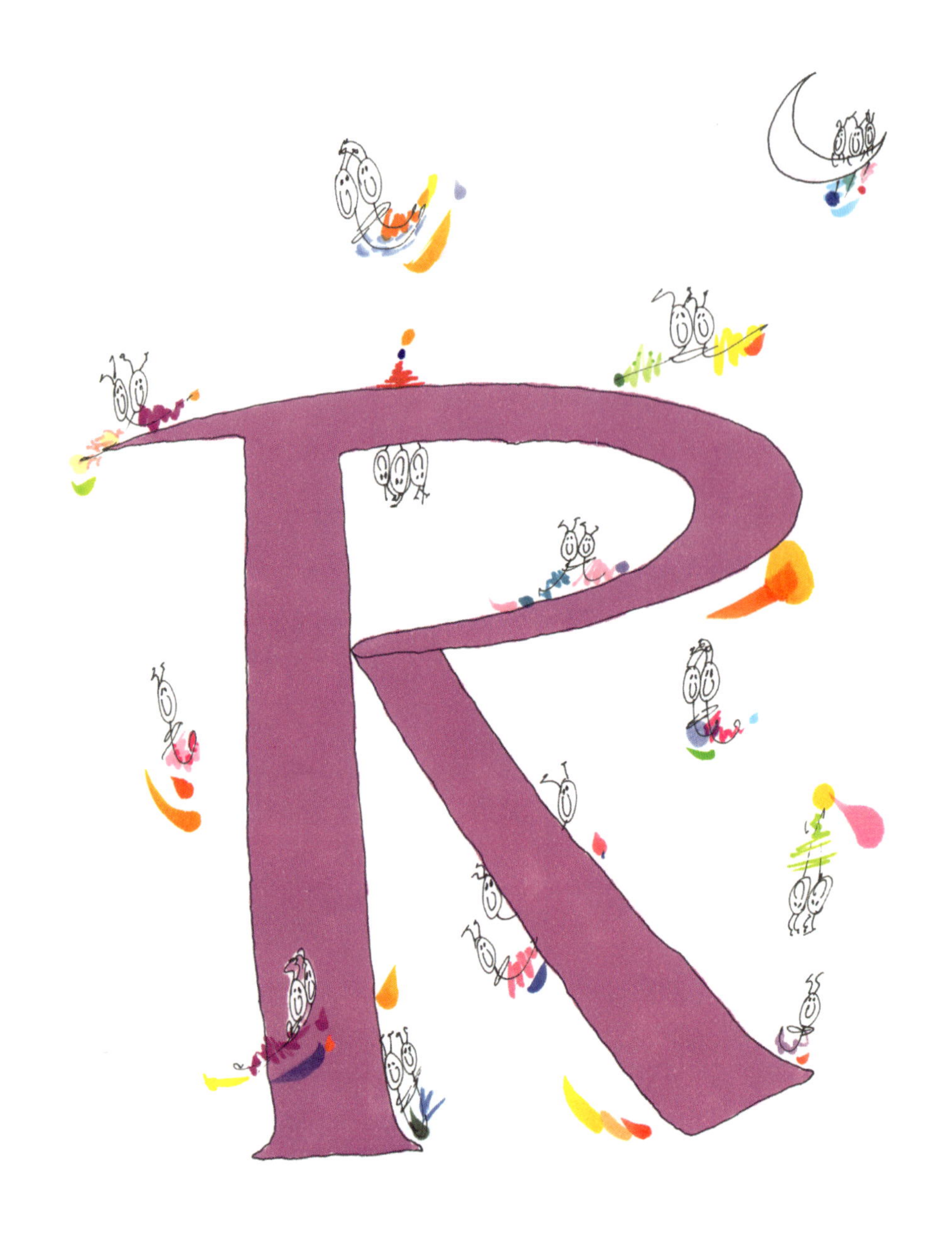

R de Regocijarte
Porque la diabetes es manejable

En verdad eres afortunado

La diabetes no impide que tengas una vida larga y saludable, si te cuidas. Imagina por un momento que tu médico te ha dicho que tienes una enfermedad incurable y que te quedan seis meses de vida. No todos son tan afortunados como tú.

Muchos especialistas en diabetes no la consideran una enfermedad, sino un padecimiento con el que se puede vivir bien si se aprende a hacerlo. Es cierto que la diabetes implica trabajo, pero el esfuerzo que representa te puede mantener más saludable a largo plazo; de hecho, el cuidado de tu diabetes te puede proteger contra algo más serio.

Establecer un plan de tratamiento adecuado con tu médico y tener una actitud positiva son de gran ayuda para que una persona con diabetes se mantenga sana por largo tiempo. No detengas tus actividades a pesar de que la diabetes te exija esfuerzo y atención adicional. Mantente ocupado realizando tus sueños. Caerás en la cuenta de que las tareas diarias que te impone la diabetes serán más fáciles de cumplir por el placer y la energía que te proporcionan.

Considera también la posibilidad de combinar el manejo de tu diabetes con alguna diversión. Por ejemplo, ¿puedes llamar a alguna persona amiga y pedirle que te acompañe a caminar o que sea tu pareja de baile? Busca opciones para disfrutar de la vida a la vez que mejoras tu salud. Canta, alégrate y sé agradecido.

Muchos especialistas en diabetes afirman que si mantienes bajo control el azúcar en la sangre puedes disfrutar de una vida larga y saludable. ¿No crees tú que es suficiente motivo para celebrar?

Si todavía no has hecho un compromiso con tu salud, hazlo ya y dale la vuelta a tus pensamientos negativos cada día dando gracias de que tienes un padecimiento manejable. Al pensar de manera más positiva en la diabetes, te darás cuenta de que la alegría, el deleite, el placer y la felicidad te rodean.

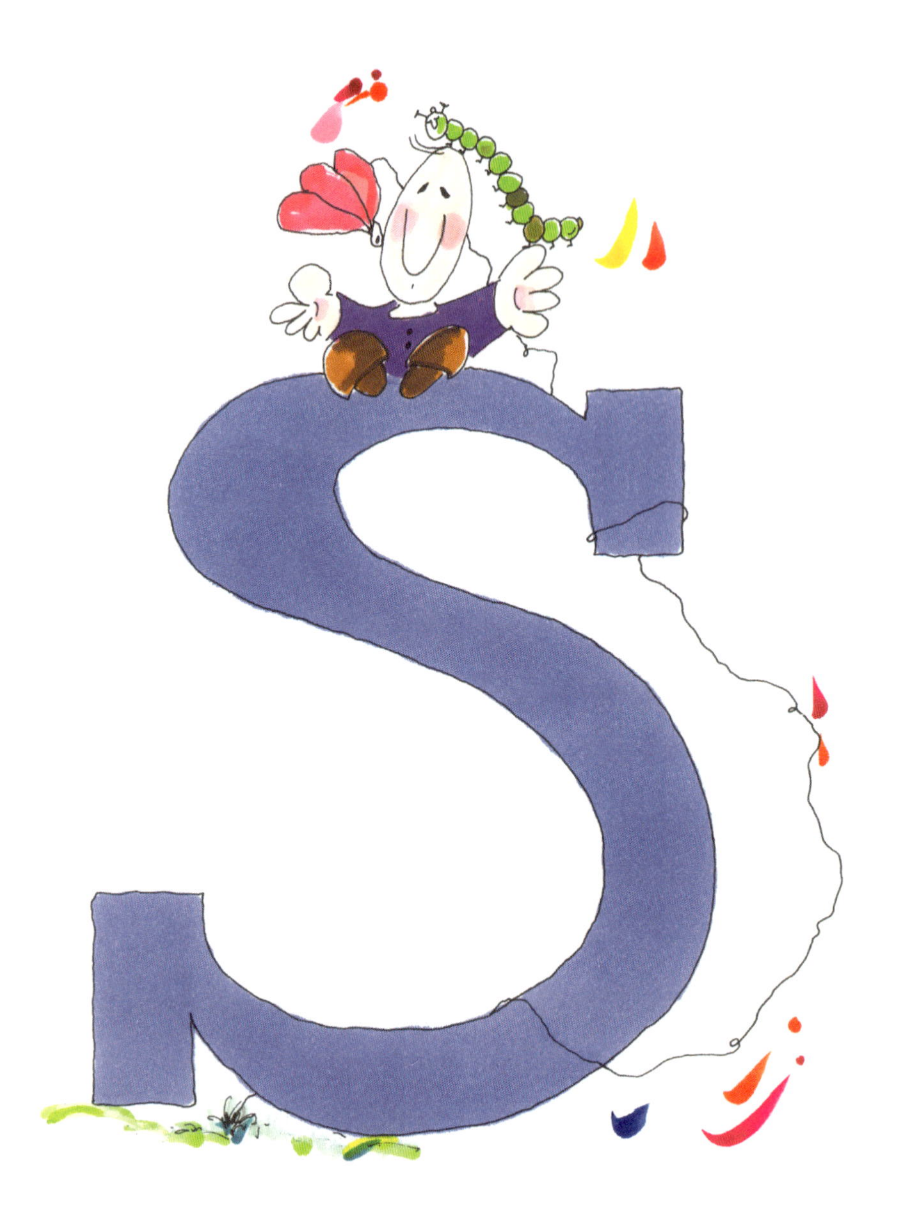

S de "Small". Los pequeños cambios que producen grandes resultados

Avanza paso a paso

A la mayoría de las personas nos cuesta trabajo hacer cambios. Es fácil atorarnos en nuestras formas habituales de hacer las cosas y difícil desatorarnos. Tal vez pienses que un cambio debe ser total o que debe hacerse a la velocidad de la luz. Es falso. La mejor manera de hacer cualquier cambio es partirlo en pasos pequeños y avanzar poco a poco. Una vez que das un pasito y disfrutas su éxito, te sientes con la confianza de dar otro.

Hacer cambios algunas veces es difícil porque temes a lo desconocido. La mayoría de las personas nos sentimos cómodas con aquello que nos es familiar, aunque no funcione muy bien. Te sorprenderá saber que, si bien los cambios parecen exigirte mucha energía, hacer lo mismo una y otra vez sin éxito puede reducir tu energía aún más.

Hazte la siguiente pregunta: "¿Qué pequeño cambio puedo hacer hoy para cuidar mejor de mi diabetes?" Por ejemplo, si quisieras incluir más ejercicio en tu rutina diaria, puedes comenzar con una caminata corta, tal vez en la mañana o después de la cena. Mientras lo haces, adopta la actitud de "practicar" con el cambio; después, *despacio* incrementa la duración o velocidad de tus caminatas.

Es mejor que cualquier cambio que hagas sea pequeño en un principio. Iniciar algo muy grande puede llevarte al fracaso, mientras que los cambios que van creciendo poco a poco te preparan el escenario para el éxito.

He aquí otro consejo: mientras practicas un cambio, recompénsate por tener el valor de hacer cosas nuevas, no por tus resultados. Esta práctica te mantiene en la dirección correcta, y te envía la señal de que eres, sin duda, capaz de cambiar.

Prepárate a revisar tu compromiso, tu perseverancia y determinación, y mantén siempre presente tu objetivo. En poco tiempo verás que los pequeños cambios te proporcionarán grandes beneficios.

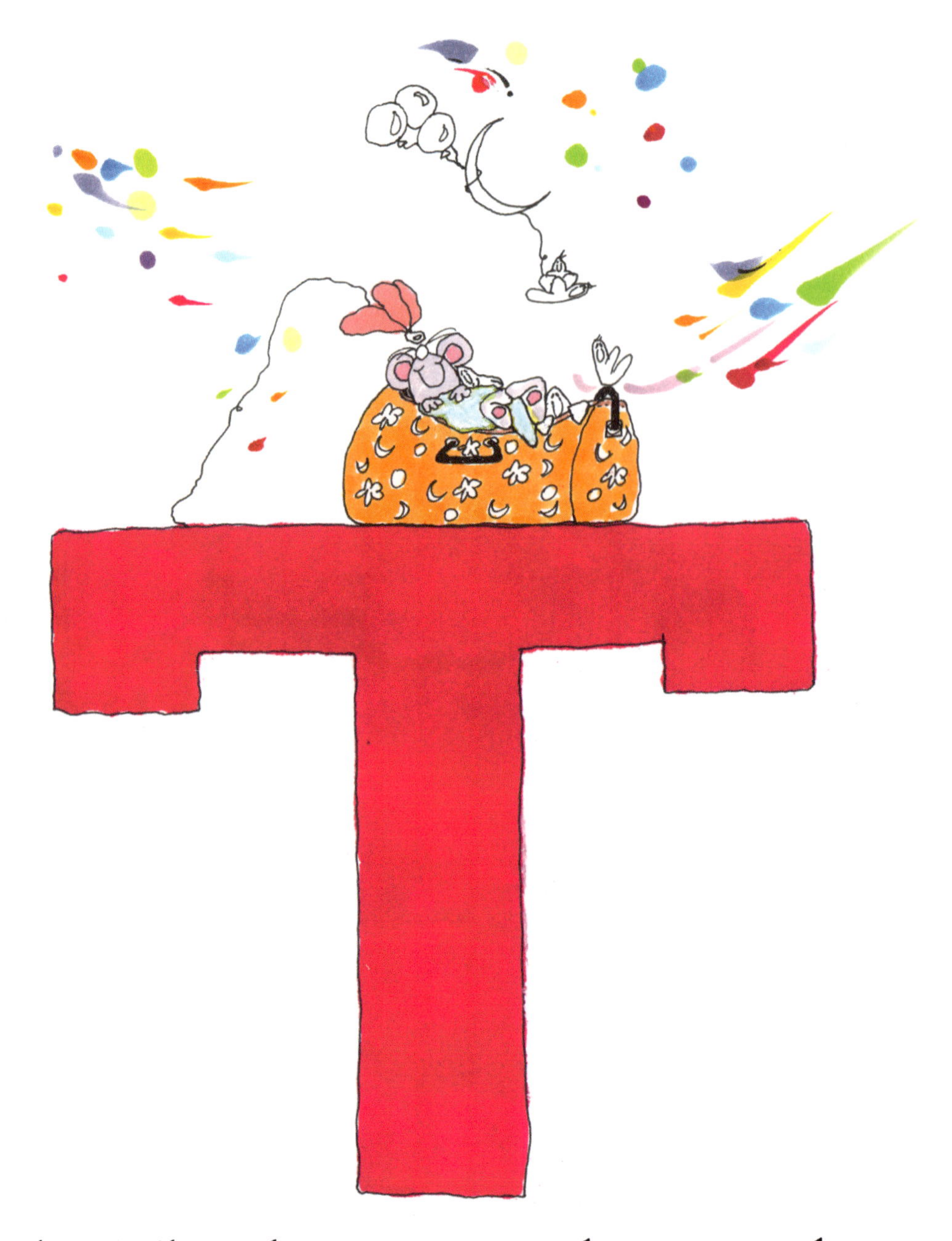

T de "Thanking". Agradece a tu buena estrella que tengas diabetes en esta época

A diario se emprenden nuevas investigaciones

Por fortuna, y por desgracia también, el aumento de la diabetes en todo el mundo ha dado origen a una abundancia de nuevos medicamentos, dispositivos, métodos e investigaciones que nos ofrecen una vida más saludable. Asimismo, se dedica más atención a ayudar a las personas con el manejo de las emociones que pudieran experimentar por ser personas con diabetes.

Vivir con una enfermedad crónica a veces te puede hacer sentir deprimido, enojado, frustrado, temeroso o fatigado. Es importante manejar esas emociones a fin de que no se interpongan en la realización de las tareas que impone la diabetes. Una manera rápida de levantarte el ánimo es que agradezcas cuánto más fácil es manejar la diabetes hoy en día que hace algunas décadas.

Imagínate que hace 40 años las personas con diabetes tenían que hacer coincidir con precisión el horario en que ingerían sus medicamentos y sus alimentos y tomar refrigerios aun sin apetecerlos. Debían hervir las agujas de las jeringas en un recipiente y, además, nunca sabían sus valores de azúcar en la sangre ya que no existían medidores caseros.

Compara el estilo de vida actual con la situación descrita. En la actualidad, te puedes medir el azúcar en la sangre en cualquier momento. Existen a la vez estrategias terapéuticas como el conteo de carbohidratos y las etiquetas que te indican la cantidad que de éstos contienen los alimentos. Hay jeringas desechables y nuevos tratamientos para problemas antiguos, como la pérdida de visión. Hay bombas que calculan el impacto de los alimentos en los valores de azúcar en la sangre y sensores continuos de glucosa. Ciertas personas han elegido el transplante de isletas de células y se han liberado de la insulina. La investigación con células madre se lleva a cabo día con día incrementando nuestros conocimientos y la esperanza de una cura.

Si a veces te sientes triste o abrumado por tener diabetes, acepta tus sentimientos. Luego recuerda que hoy puedes tener una vida más plena, rica y larga pese a la diabetes. Por eso bien vale la pena agradecer a tu buena estrella.

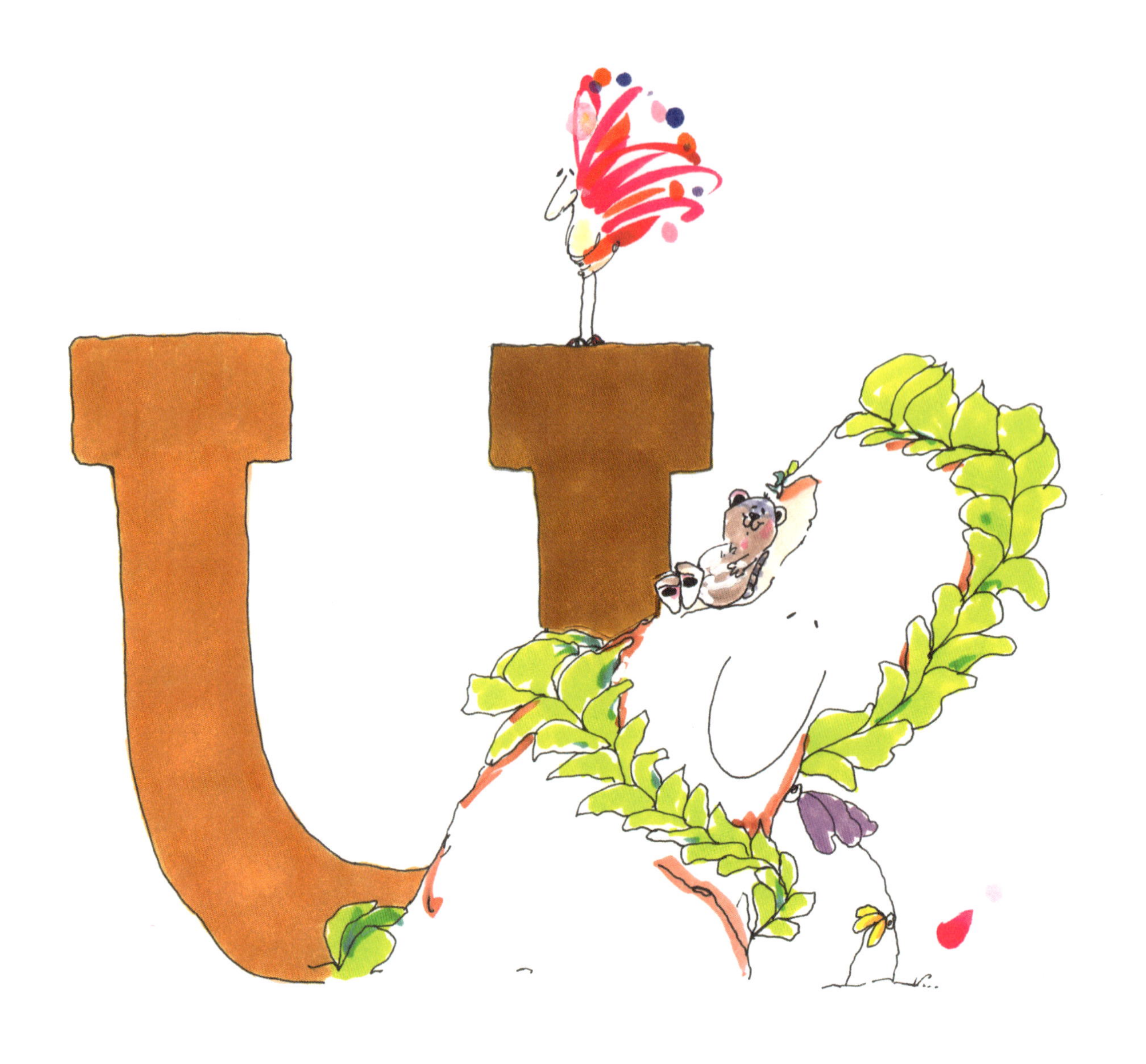

U de "Understanding"
Entender el ritmo perfecto de la vida

En camino a la aceptación

Cuando descubriste que tenías diabetes, es probable que, como mucha gente, hayas experimentado un profundo sentimiento de pérdida. Quizá sentiste que tu espontaneidad había desaparecido. No es nada raro, como tampoco lo es experimentar las cinco etapas del dolor: negación, enojo, negociación, depresión y aceptación que te acompañan en tu aprendizaje sobre la integración de la diabetes en tu vida. Lo importante es pasar por cada una de las etapas y llegar a la última, en la que estés convencido de que la diabetes no es tu enemigo, sino una parte de ti y de cómo vives.

La negación es una reacción frecuente hacia la diabetes. A veces la negación puede protegernos, pero no cuando se trata de la diabetes. Si no puedes aceptar que la tienes, no te esforzarás lo suficiente para poder manejarla.

A menudo, el enojo surge después de la negación. Es el sentimiento que te acompaña cuando repites: *¡Yo no merezco tener diabetes! ¡No es justo!* El enojo somete a un estrés tremendo a tu cuerpo, mente y espíritu.

A continuación puede aparecer la negociación. *Por favor, si me quitas la diabetes, nunca más volveré a quejarme …* Pero la negociación no va a hacer que la diabetes desaparezca.

Es muy común sufrir de depresión con la diabetes. Albergas este sentimiento: *¿Para qué molestarse? ¡Es demasiado! ¿De qué sirve?* Al igual que la negación, si sufres de depresión es casi imposible cuidar de tu diabetes.

La aceptación es la última etapa del dolor y la primera para darle vuelta a la página. Ahora sientes que te puedes ocupar de tu diabetes y llevar una vida feliz a pesar de su presencia.

De la misma manera que la vida tiene ciclos, asimismo los tendrá el vivir con diabetes. Tendrás períodos tormentosos y después volverá a salir el sol. Puedes haber pasado por alguna etapa y volver a caer en ella sin previo aviso.

Si esto te ocurre no te sorprendas. Nada más asegúrate de darle la espalda a tu dolor tan pronto como te sea posible. Existe un período de tiempo natural para dejar ir el dolor, seguir adelante y empezar a manejar tu diabetes con todo éxito.

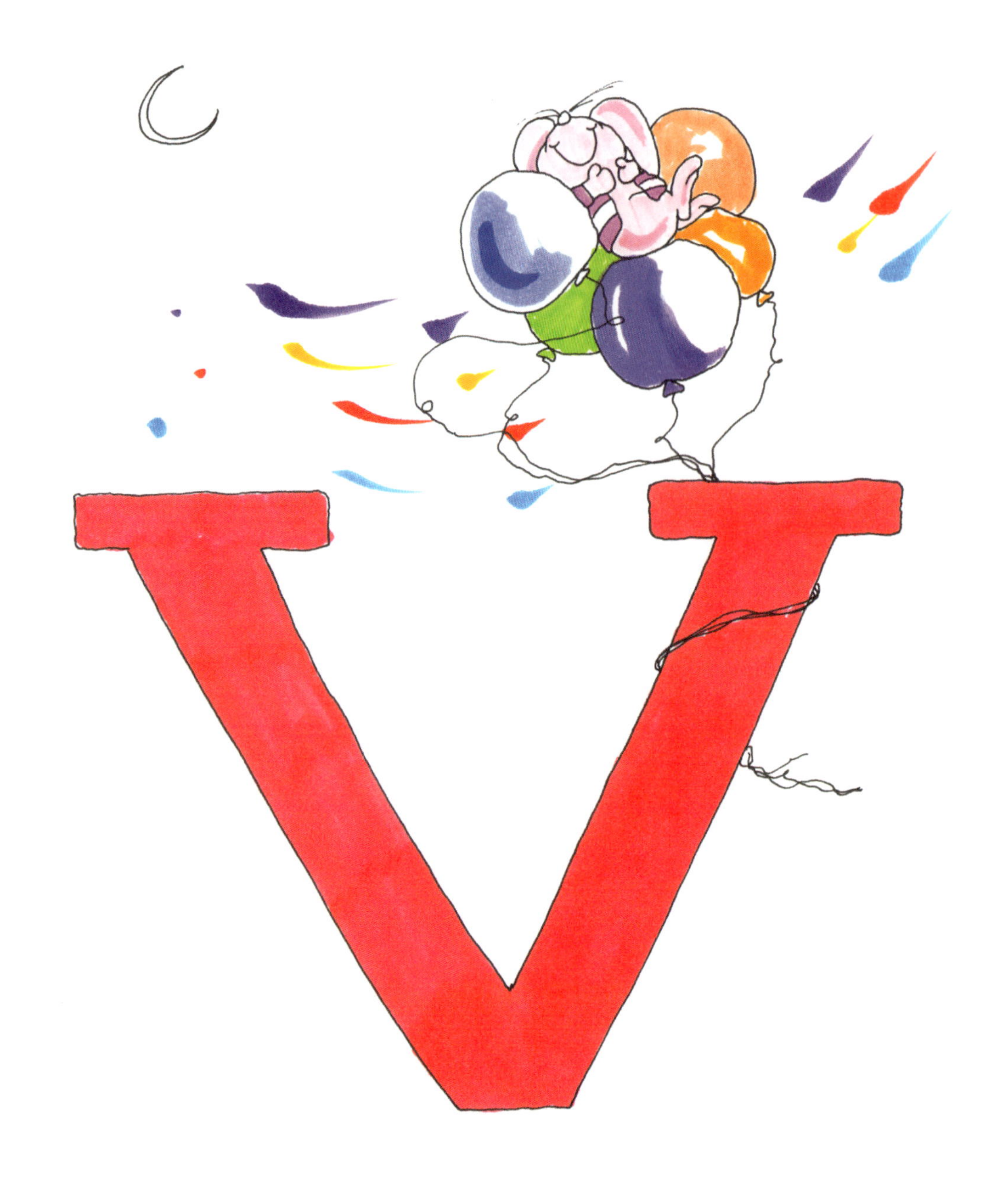

V de Victoria

Que será tuya si cuentas con un plan

Diseña un trayecto hacia el éxito

Una de las maneras más efectivas de manejar la diabetes es que tú mismo diseñes un plan de acción personal que te inspire. En tu plan debe haber un gran objetivo que quieras cumplir, por ejemplo, bajar tu medición A1c o la práctica de hábitos más saludables. Con frecuencia las personas temen fijar objetivos porque sienten que no podrán alcanzarlos. Sin embargo, el hecho de no fijarlos es la manera más segura de lograr muy poco.

Elige un objetivo que te emocione, porque para cumplirlo tendrás que invertir tiempo y esfuerzo. Escribe tu objetivo y así te quedará más claro y será más estimulante. A continuación, imagínate que lo has alcanzado y siente la felicidad que te dará ese logro.

Luego, enumera los pasos que tomarás para llegar a tu objetivo. Esos pasos integran el trayecto que habrás de seguir. De la misma manera que revisas un mapa para localizar qué calles has de tomar para llegar a cierto lugar, los pasos que tomarás son el trayecto hacia tu objetivo.

Podría ocurrir que, en el intento de alcanzarlo, realices un esfuerzo menor que el máximo posible, o que te sientas a punto de darte por vencido. En esos momentos recuerda la razón por la que elegiste ese objetivo. Es probable que el significado e importancia que para ti representa te devuelva la inspiración.

Según vayas avanzando en tu plan festeja tu progreso. Podrías colocar una estrella dorada al lado de cada logro. Bríndate una recompensa cuando acumules tres estrellas. Un ramo de tus flores favoritas, una visita al museo o un almuerzo sin prisa en buena compañía son estupendas maneras de celebrar el éxito.

Gracias a un plan concebido con cuidado, puede ser tuya la *victoria*, que es el disfrute de una óptima salud. No esperes, comienza a diseñar tu plan hoy mismo. Después de todo, no existe mejor tiempo que el presente para hacerte este regalo tan especial.

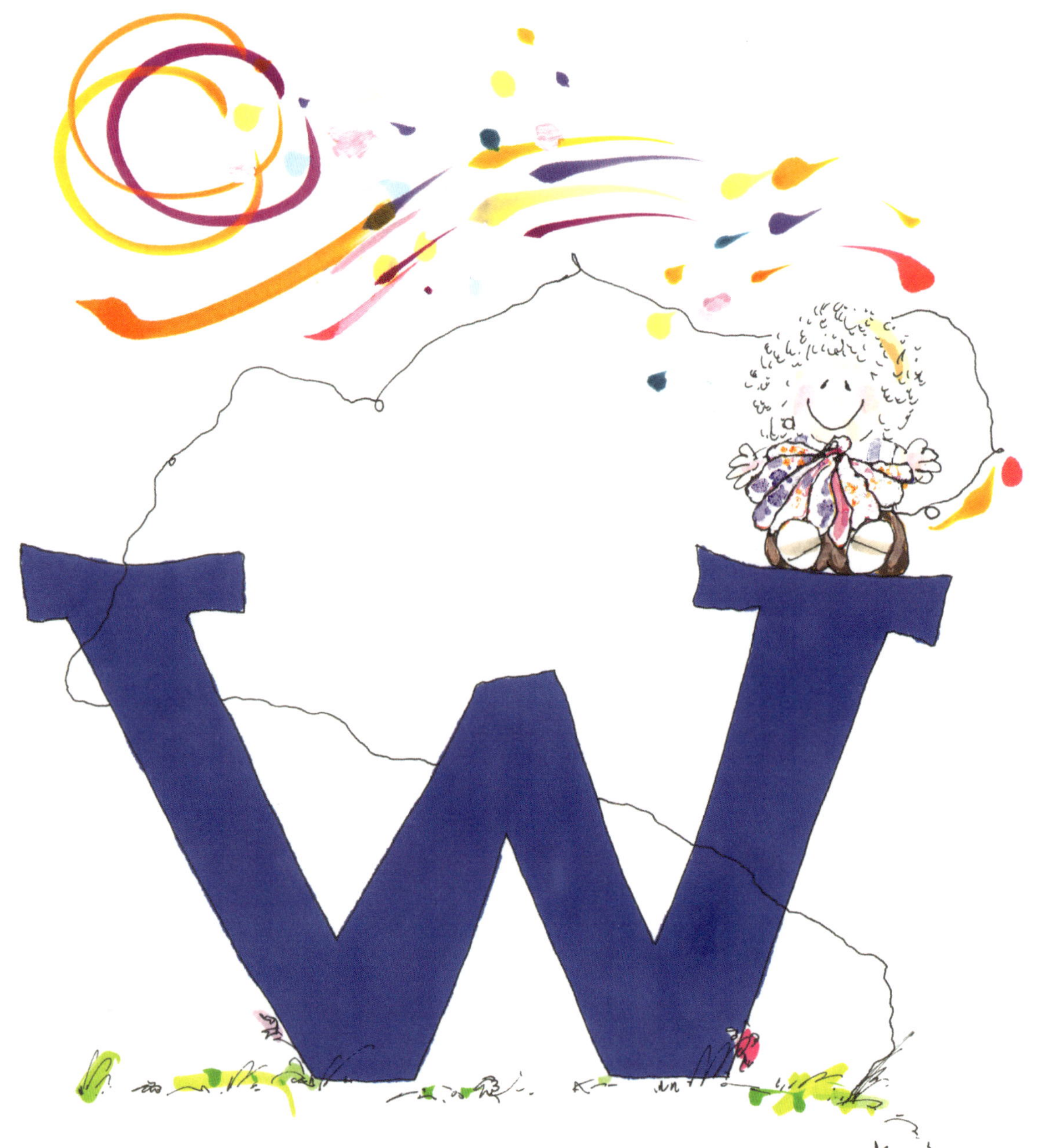

W de “Welcoming”. Recibir con los brazos abiertos una salud inmejorable

Procura que todas tus acciones cuenten

Las actividades que día con día realizas o dejas de realizar contribuyen a conservar tu salud. Una forma de manejar mejor tu diabetes es convertir tus actividades en hábitos saludables. Éstos, como la mayoría de los hábitos, te ahorran tiempo y esfuerzo y pueden liberarte para disfrutar tu vida a pesar de la diabetes. Es una parte importante de vivir bien con ese padecimiento. Nunca lo olvides.

También es muy importante crear un ambiente que apoye tus esfuerzos. Por ejemplo, ¿podrías transformar tu casa en un lugar más favorable para el cuidado de la diabetes? Limpia tus anaqueles de comida chatarra y llénalos en cambio con frutas y verduras; ese sería un buen comienzo. ¿Qué tal si utilizas un calendario sólo para anotar las citas con tu médico y las fechas para surtir tus medicamentos?

Asimismo, establece apoyos para cuando te encuentras fuera de casa. A tus proveedores de atención de la salud considéralos como colaboradores que te ayudarán a lograr una salud óptima y diseña con ellos un tratamiento que puedas manejar. Invita a una persona amiga a hacer ejercicio contigo. Es más divertido y una gran motivación. Además de todo lo anterior, recuerda que las actividades que realizas a diario son la estructura de tu vida y tu salud.

Si sientes que el manejo de tu diabetes es mucho trabajo, aún existe otro lugar que te brinda apoyo. Ese sitio está en ti. Medita acerca de la razón por la que quieres estar sano. ¿Qué te emociona en la vida? ¿Quiénes son las personas a las que quieres? Las respuestas a esas preguntas te recordarán por qué vale la pena mantener el curso.

Tus acciones, actitudes, determinación y voluntad para hacer las cosas lo mejor que puedas es lo que va a mantener tu salud cada día, todos los días. No importa cuántas veces hayas fallado, no quiere decir que fallarás otra vez. Fomenta en ti el deseo inalterable de tener éxito y lo más probable es que lo logres.

Si procuras que tus acciones cuenten, recibirás con los brazos abiertos una salud inmejorable, y así será hoy, mañana y todos los años por venir.

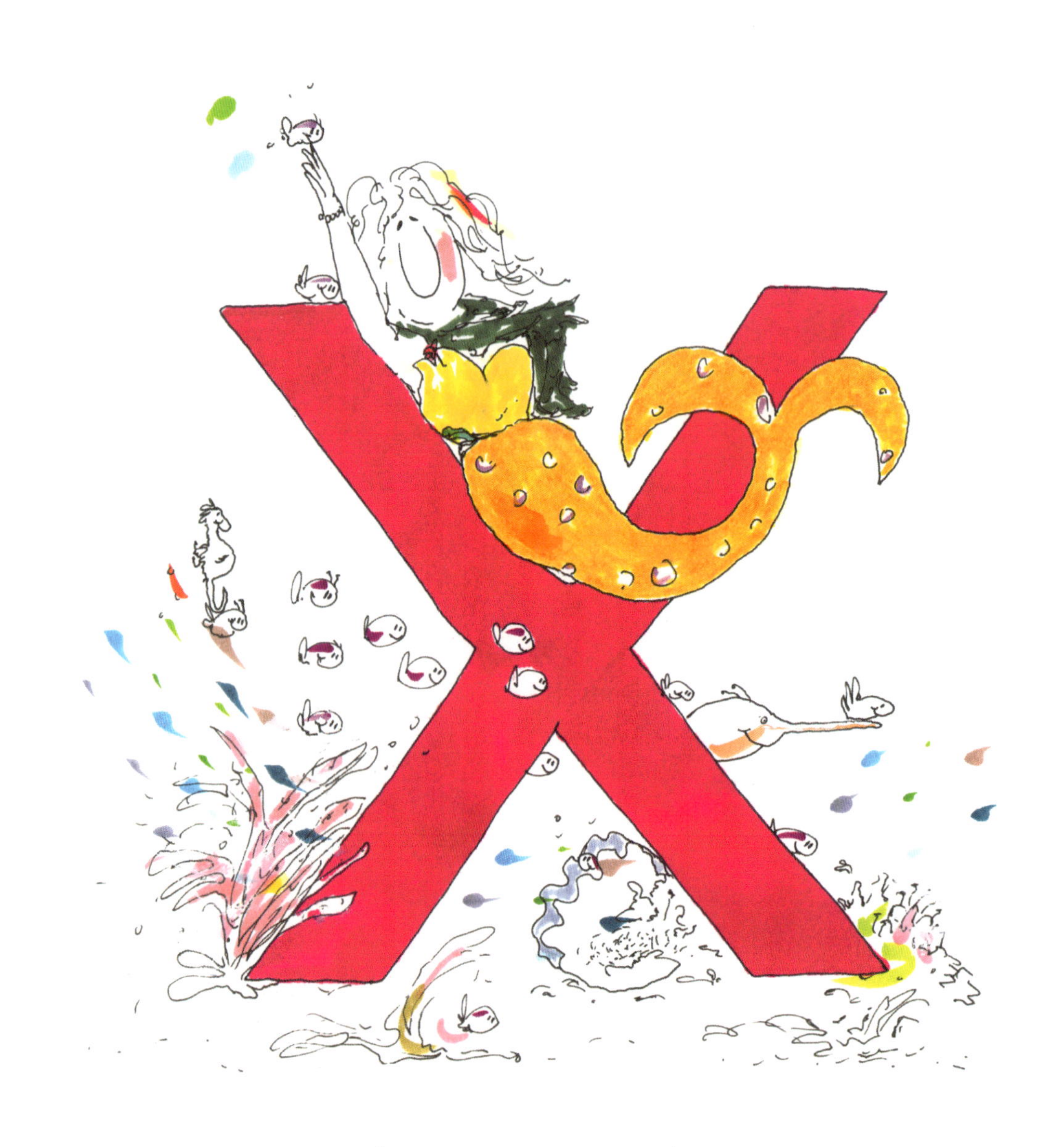

X de " Xtraordinary"
Esa criatura extraordinaria que eres tú

Cualquier cosa es posible

Gary Hall, ganador de 10 medallas olímpicas, aprendió a manejar su diabetes a fin de continuar nadando a nivel de competencia; mejoró su técnica de manera sorprendente logrando nadar aún más rápido, pese a ser una persona con diabetes. Gary declara que, con las herramientas y la información correctas, cualquier cosa es posible.

El año pasado, Will Cross se convirtió en la primera persona con diabetes en llegar al Polo Sur. Escalador de montaña a nivel mundial, Will ha dedicado su vida a demostrar que con objetivos bien establecidos, con preparación y determinación se pueden vencer obstáculos en apariencia insalvables, incluso con diabetes.

El legendario guitarrista de "blues" y ganador de nueve premios *Grammy*, B.B. King, pasó gran parte de su carrera recorriendo el país en autobús para tocar frente al público a pesar de padecer de diabetes tipo 2 desde hacía más de 25 años. King, quien ahora tiene más de 80 años, continúa inspirando a sus compañeros músicos y a personas con diabetes por su dedicación tanto al trabajo como al cuidado de su diabetes.

La golfista Kelli Kuehne, de 23 años, con diabetes tipo 1 desde la edad de 10 años, ha sido campeona aficionada del torneo "U.S. Women's Amateur" en dos ocasiones. Kelli Kuehne dice que la diabetes le ha enseñado mucho acerca de la vida, la disciplina, la paciencia, la perseverancia, la adversidad y la tenacidad.

¿Sabías que el legendario tenista Arthur Ashe, los atletas Adam Morrison, Sugar Ray y Jackie Robinson, el inventor Thomas Edison, las actrices Halle Berry, Mary Tyler Moore, Patti LaBelle, Delta Burke, el actor Neil Young y el cantante Nick Jonas, la "Miss America" Nicole Johnson, los empresarios Howard Hughes y Ray Kroc, los líderes políticos Mikhail Gorbachev, Menachem Begin y Mike Huckabee se cuentan entre una multitud de personas que viven o han vivido con diabetes?

Hoy en día, las personas con diabetes ganan maratones y triatlones, bailan profesionalmente, son parte del "jet-set", manejan negocios internacionales y vuelven sus sueños realidad.

¿Cuál es tu sueño?

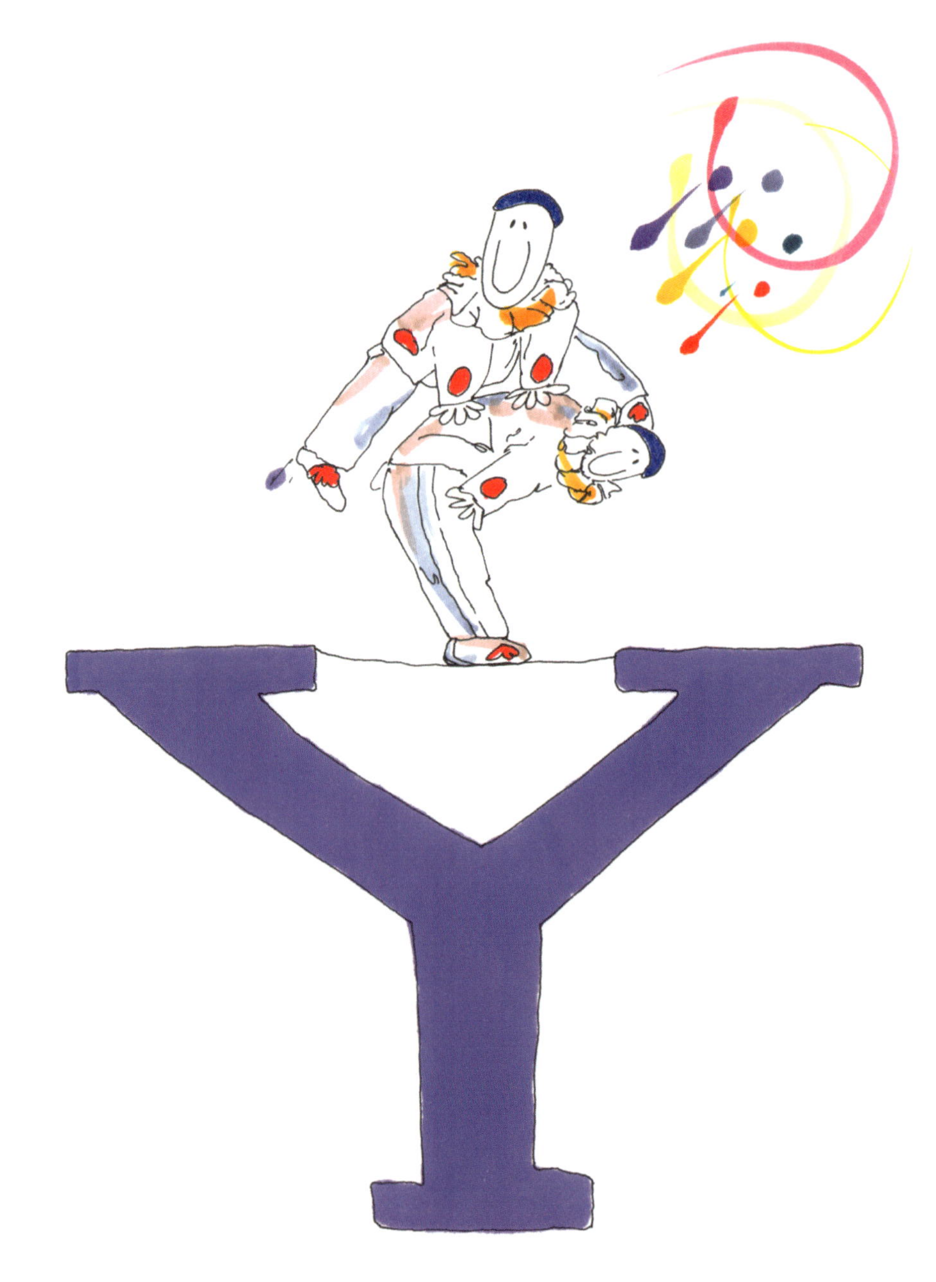

Y de "Yes"

Decir sí, tengo diabetes y una vida estupenda

¿Qué es lo que te fascina?

La diabetes se maneja mejor cuando le permites formar *parte* de tu vida, pero no convertirse en *toda* tu vida. Tú eres muchísimo más que tu diabetes. Piensa en qué cosas llenan tu vida de alegría y le dan sentido y busca la manera de continuarlas. La vida puede ser tan emocionante, rica, divertida y llena de posibilidades como era antes de que tuvieras diabetes.

¿Qué te fascina? ¿Lo estás llevando a cabo? ¿Con frecuencia? Si no lo haces, ¿por qué no? Tu vida se torna más satisfactoria cuando realizas lo que te fascina. Aquello en lo que centras tu atención tiende a crecer. Fija tu atención en estar triste, frustrado o disgustado y tu vida se convertirá en una serie de acontecimientos desdichados. En cambio, cuando enfocas tu atención en aquello que te fascina, la felicidad regresará a ti como un bólido, volando sobre la cola del viento.

No hay razón para que no disfrutes todo lo que solías hacer, si cuidas tu diabetes. También puedes inventar nuevos placeres y aventuras. Quizá hayas soñado con irte de safari a una reserva natural, con aprender a pilotear un avión o remontarte en lo alto de un cable de malabarista. Tal vez puedas convertir tu pasión por la jardinería en un nuevo negocio floreciente que te haga palpitar el corazón, o aprender a pintar, o dar clases a niños.

Descubre qué es lo que te fascina y atesora los momentos especiales de la vida que te ilusionan: asistir a la cena del Día de Gracias, jugar con tus nietos, ver despuntar las flores de primavera, sentir el brazo de la persona amada alrededor de tu hombro y escuchar las palabras "te quiero".

Cuando sientes que la suerte te abandona, levanta tu ánimo de inmediato. Acepta el aquí y ahora y proponte que tu futuro sea tan grande, brillante y hermoso como lo era antes, o más aún. Empieza por recordar qué es lo que te fascina y, a continuación, hazlo.

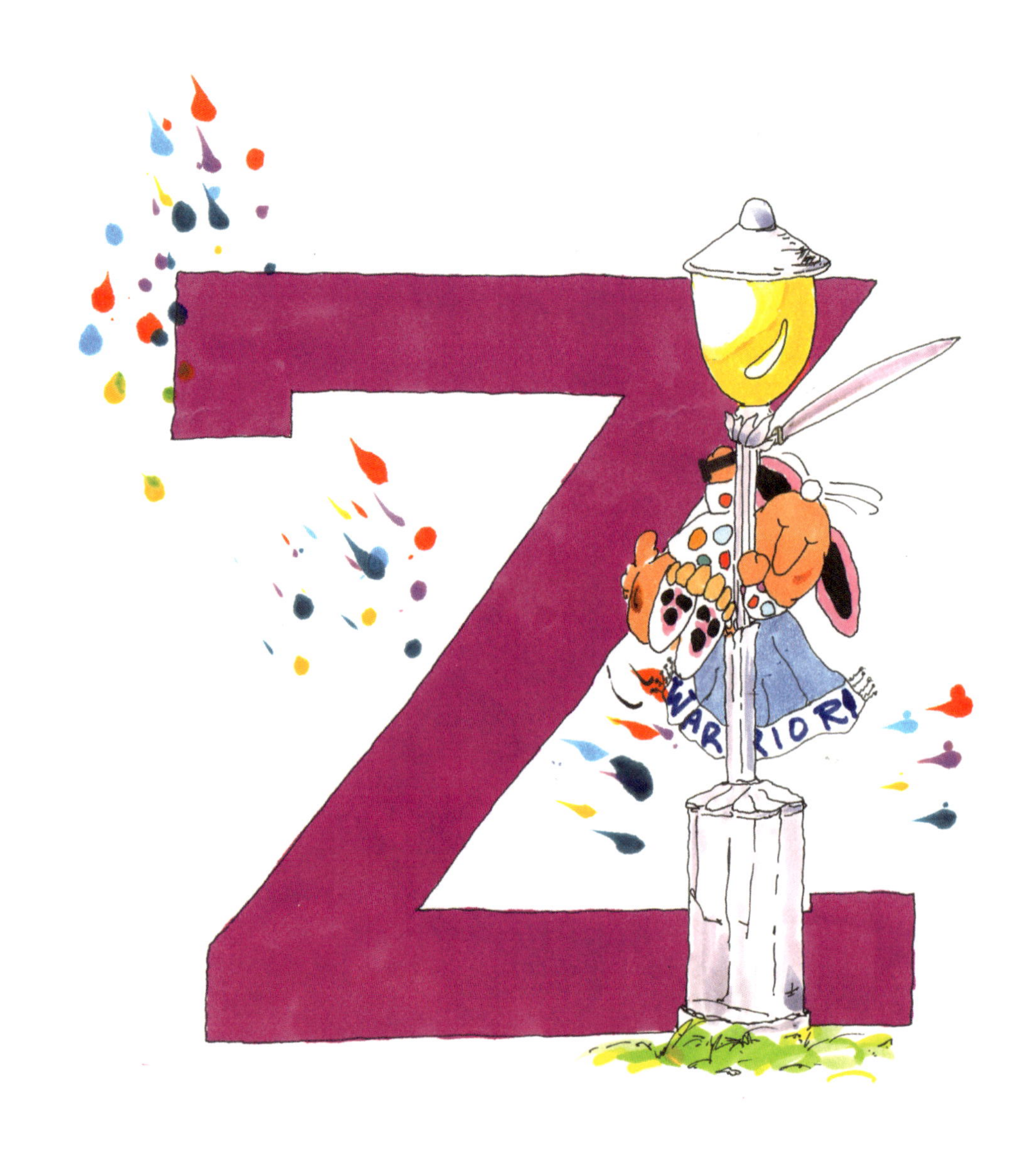

Z de "Zeal"
El fervor que tienen todos los super héroes

Cambia de atormentado a guerrero

Los altibajos son inherentes a la vida con diabetes. Algunos días sientes que te equivocas todo el tiempo. Otros, te sientes como un super héroe y que manejas las situaciones sin esfuerzo. Sin embargo, como un super héroe sin disfraz, nadie parece darse cuenta de la batalla que libras. En verdad, cada día caminas por la línea que separa a un guerrero de una persona atormentada, por la forma en que manejas tu diabetes.

Es tan sencillo convertirse en un ser atormentado. Eso ocurre si permites que tu imaginación se apodere de ti y consientes que tus temores sobre la diabetes te venzan. Eso te ocurre cuando te frustra el esfuerzo adicional que te impone la diabetes, además del trabajo que te exige la vida. Si te das cuenta de que el ser atormentado domina tu mente, programa actividades que te hagan feliz. Tu atención se centrará en otra cosa y tu vida recuperará el equilibrio.

A continuación, llama a tu guerrero. Los guerreros aparecen cuando perciben que estás emocionado por tu vida y cuando sienten tu valor y compromiso para vivir bien con diabetes. A decir verdad, es probable que tu guerrero o super héroe no empuñe una espada, vuele por el cielo nocturno, porte una capa o tenga dedos palmeados en manos o pies. Sin embargo, "el poder del guerrero" es sobresaliente y se activa cuando tienes más fe en convertirte en un guerrero que en una persona atormentada.

Dondequiera que te encuentres en tu camino por una vida con diabetes, tienes por qué estar orgulloso. La diabetes es un desafío especial que se te ha otorgado, y estás tratando de enfrentarlo. Aun en los días difíciles, recuerda que dentro de ti existe un super héroe.

Cuídate con fervor y acoge cada día como el regalo que representa. Tendrás la recompensa de una vida llena de más alegría, magia, pasión, logro y, sí, con una salud tan buena como jamás habrías podido imaginar.

A propósito de la autora, Riva Greenberg

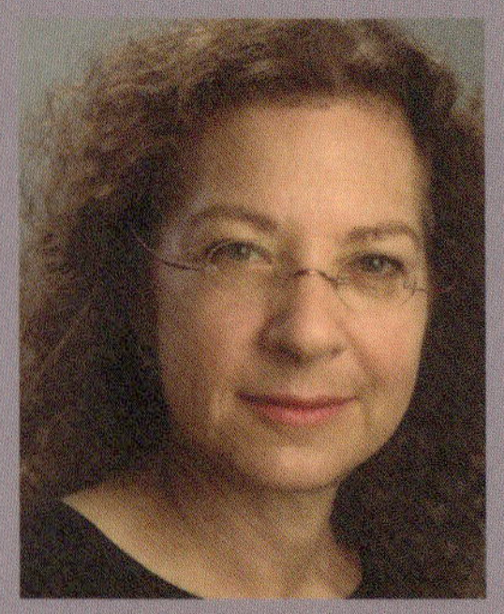

A los 50 años de edad, después de haber vivido 32 con diabetes, Riva tomó la decisión de combinar sus conocimientos sobre el cuidado de la diabetes con sus habilidades tanto de escritora como de artista. Luego de trabajar durante 20 años como redactora publicitaria y consultora en comunicación para el cambio, hoy en día se dedica a educar e inspirar a otras personas a vivir bien con la diabetes, a través de su arte, sus artículos, su blog, sus investigaciones y sus conferencias en todo el país.

Riva es una colaboradora asidua de la revista *DiabetesHealth* en cuyo sitio web aparecen actualmente sus artículos. Es también autora de la publicación *The ABC of Loving Yourself*. Este es su segundo libro y el primero de una serie sobre la manera de vivir bien con diabetes, que se publicará en breve. En 2009 Riva publicará su libro que llevará por título *50 Diabetes Myths That Can Ruin Your Life: And the 50 Diabetes Truths That Can Save It*. En 2008 Riva ganó el primer lugar en la competencia de expresión creativa "Inspirada por la Diabetes", patrocinada por los Laboratorios Eli Lilly y la Federación Internacional de la Diabetes.

En el Instituto de Mentores de Pacientes, Riva está calificada como "Campeona A1c" (A1c Champion) y es miembro del equipo de apoyo de Divabetics. También integra el comité editorial de la Fundación Internacional de Investigación de Diabetes Juvenil en la Ciudad de Nueva York y es miembro de la Junta Consultiva del Centro de Diabetes del Hospital Monte Sinaí y del Centro de Investigación y Educación sobre la Diabetes del Hospital Metodista en la Ciudad de Nueva York.

Para Riva, casada con un holandés, los viajes ocupan un lugar muy importante en su lista de diversiones y la diabetes simplemente "la acompaña".

Para obtener mayor información sobre su trabajo y leer su blog, visite su sitio web: www.diabetesstories.com.

Reconocimientos

Deseo expresar mi gratitud a mis amigos y compañeros con clasificación de diabetes tipos 1 y 2 quienes se prestaron a revisar este libro: Cindy Stutzer, Phyllis Kornbluth, Carol Weber, Ruth Charne, Pat Molnar, Michel Legrou y Yumiko Hara; a mis colegas Campeones A1c, por enseñar a otras personas con diabetes a vivir mejor y a mis amigas del Instituto de Mentores de Pacientes, por su apoyo.

Un reconocimiento especial a Heather Nichol, RN[2], MScN[3], CDE[4] del Hospital Infantil de Columbia Británica y Betsy Rustad, BS[5], RN, CDE, quienes dedicaron su experiencia profesional a este proyecto; a mi editora y agente, Claire Gerus; al diseñador de mi libro, Bill Greaves y a mis traductoras, Georgina Báez Sommer y Amparo Fernández.

Doy las gracias a mis mentores informales cuyas enseñanzas me han guiado por la vida, entre quienes se encuentran Wayne Dyer, Deepak Chopra y Eckhart Tolle. Algunos de los conceptos utilizados en este libro provienen de su sabiduría compartida. Hago extensivo mi agradecimiento asimismo al Dr. William Polonsky y a la Dra. Susan Guzman del "Behavioral Diabetes Institute", cuya labor ha enriquecido mi camino por una vida con diabetes.

Por último, vaya mi agradecimiento a mi esposo, quien continúa brindándome su sólido apoyo y me alienta día con día en este empeño.

—Riva Greenberg

[2] RN. Enfermera titulada.

[3] MScN. Maestría en ciencias de la enfermería.

[4] CDE. Educador con certificación en diabetes.

[5] BS. Licenciatura.

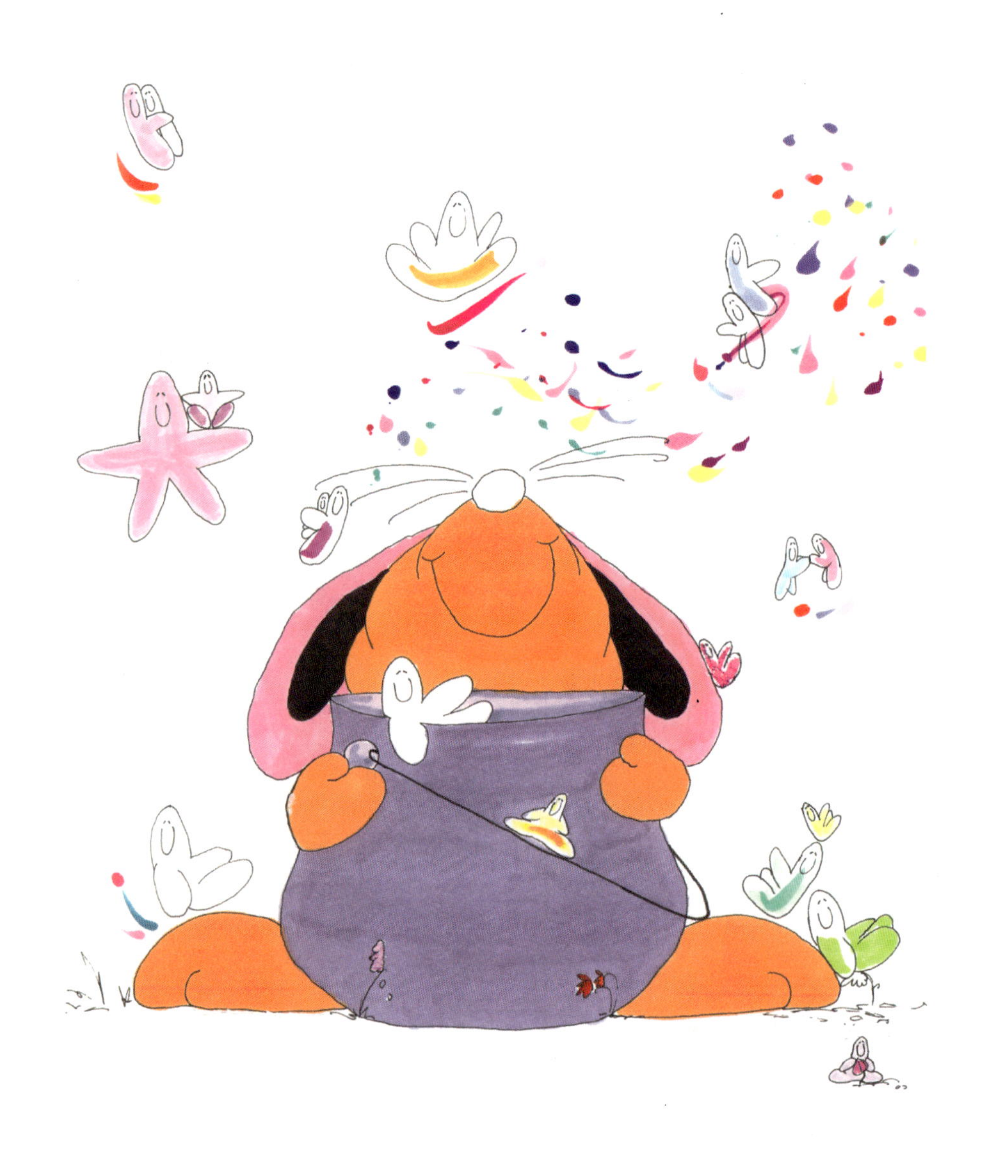

Printed in the United States
153806LV00002B

* 9 7 8 0 9 8 2 2 9 0 6 0 6 *